临床流行病学和循证医学系列

临床研究方法与实用技巧

3

赵一鸣 等 著

全国百佳图书出版单位

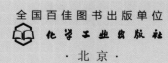

化学工业出版社

·北京·

内容提要

本书是"临床流行病学和循证医学系列"图书之一。本书内容来源于北京大学第三医院临床流行病学研究中心多年的临床研究实践积累，以知识点的形式介绍了临床研究中常见的方法学问题。知识点的选择注重贴近实际问题，源于经典的临床研究理论但又以活泼的形式和具体的案例进行解析，是临床流行病学和临床研究方法学经典书籍的有益补充。文章简短，案例生动，语言轻松，适合医生作为随手翻阅的临床研究方法学书籍。

本书主编赵一鸣研究员为北京大学第三医院临床流行病学研究中心主任、中华医学会临床流行病学和循证医学分会名誉主任委员，兼任数十个国内重要期刊的编委及审稿人，是北京大学也是全国第一批临床研究（方法）学博士生导师。编者所在团队组建24年来，立足临床医院，为众多临床研究者提供研究方法学服务。团队近年来集合了一批优秀的青年方法学人才，开展了大量方法学研究、科普、培训工作，在国内具有较高知名度和影响力，深受学术界认可。

图书在版编目（CIP）数据

临床研究方法与实用技巧. 3/ 赵一鸣等著 . —北京：化学工业出版社，2020.7
（临床流行病学和循证医学系列）
ISBN 978-7-122-36654-2

Ⅰ.①临⋯　Ⅱ.①赵⋯　Ⅲ.①临床医学 - 研究方法
Ⅳ.①R4-3

中国版本图书馆 CIP 数据核字（2020）第 078690 号

责任编辑：陈燕杰　昝景岩　　　　　文字编辑：何　芳　陈小滔
责任校对：杜杏然　　　　　　　　　装帧设计：王晓宇

出版发行：化学工业出版社（北京市东城区青年湖南街 13 号　邮政编码 100011）
印　　装：中煤（北京）印务有限公司
710mm×1000mm　1/16　印张 15　字数 241 千字　2020 年 8 月北京第 1 版第 1 次印刷

购书咨询：010-64518888　售后服务：010-64518899
网　　址：http://www.cip.com.cn
凡购买本书，如有缺损质量问题，本社销售中心负责调换。

定　　价：98.00 元

著者名单

赵一鸣　曾　琳　李　楠
陶立元　张　华　王晓晓
石岩岩　褚红玲　倪凯文
刘小莉　王燕芳

　　《临床研究方法与实用技巧1》在2018年1月、《临床研究方法与实用技巧2》于2019年3月出版之后，受到业界一致好评，备受大家期待的《临床研究方法与实用技巧3》也终于与大家见面了。系列书将以合刊的形式逐年出版，努力为读者提供一个新的学习临床研究方法学、掌握相关技巧的途径。

　　2013年年底，我团队中的几位年轻人给我提出一个问题，能否把微信公众号引入我们从事的临床科研服务工作？原因是我们在临床科研服务工作中与不同研究者讨论相似的话题，如研究分组、样本量计算等，讨论的内容对研究者很重要，但相同的答案需要我们重复无数次，时间花费太大，服务效率不高。如果写出一系列研究者感兴趣的文章，发在微信公众号上，研究者可提前阅读相关文章，打好基础。也可以在咨询过程中将微信文章分享给咨询者，图文并茂地展示相关知识或答案，这样可以节约大量时间，同时带来更让人满意的服务效果。"临床流行病学和循证医学"微信公众号已于2014年1月7日正式上线，我们团队就此与微信公众号结缘。经过几年时间，微信公众号已经成为一个信息传播的良好平台，用这样一个平台为研究者服务，既有效又高效。我担忧的是我们能走多远、能坚持多久。每周要出文章，要投入大量的时间和精力，大家能坚持下来吗？

　　凭借我从1995年起从事临床流行病学教学科研工作以来积累的许多实践经验，在理论上也有许多探索，这些知识已经教给我的学生，这些积累也成为我们撰写微信公众号文章的基础。在微信公众号发表的文章和单纯的学术论著有很大区别，公众号是一个科普平台，推送的文章应该是科普文章，即按照科普规律向受众介绍临床流行病学和循证医学的知识。科普有什么特点？简单！这是我20世纪90年代到美国交流时学到的，现在用上了。所谓简单，就是一篇文章只讲一个问题，越小越好，边界越清晰越好，讲得越明白越好。实际上这里所说的"简单"是"不简单",难点是怎么讲明白,我的办法是讲故事。我们都念过教科书,在学术上非常严谨,但读起来很费劲,不容易明白,也不容易记忆。微信公众号的文章不能这样写,要反其道而行之。科学原理不容易记住,但故事很容易记住,可以把讲故事与学习科学原理结合起来,这样学习的效果就提高了。读了文章后科学原理可能忘了,但故事还记得,只要想起故事,科学原理就可以想出来。例如我在公众号中写了"炒土豆丝与洋快餐"的系列文章。通过依赖厨师经验而千差万别的炒土豆丝,和依赖标准流程而始终如一的洋快餐,类比了临床研究中的随意与规范,说明了标准化操作流程(SOP)对于临床研究的重要意义。那么若干年后有的读者可能记不清科学原理了,但"炒土豆丝与洋快餐"的故事应该还记得,从故事反推科学原理,就知道自己应该怎么做了。我们在公众号文章中还引入了不少时下流行语言,加上了语音播报……很潮,很"嗨",给公众号的传播推广增添了助力,有点喜闻乐见的效果。

有了微信公众号为什么还要出书?经过一定时间积累后,公众号中的文章越来越多,读者在手机上很难检索到自己希望阅读的文章,用传统的读书形式可以解决这个问题。读者善意的催促也使我们坚定了出书的想法,我们按年度将工作号中的文章整理后出合刊,这种形式适合在某些场景下使用。如在医生办公室里有一本合刊,有空随手翻一下,不一定翻到哪一页感兴趣就读一下。这是一种不错的传播方式,可以弥补在手机上阅读文章的不足。

真切希望读者能在读前言时已经对本书产生了兴趣。您不妨试着读几篇文章找找感觉。如果有兴趣,您也可以继续关注我们的微信公众号,除了文章,您还会发现"实用工具",里面有惊喜等着您。

希望这本书和我们的微信公众号陪伴您,带给您快乐和知识。

赵一鸣

2020年5月于北京

CONTENTS
目录

01

那些在不知不觉中发生的偏倚 ——病例错分

曾　琳　赵一鸣

在临床研究中常常需要进行疾病的诊断，但是我们都知道，在研究中使用金标准对研究对象进行诊断在很多情况下并不可行。比如研究吸烟和肺癌的关系，就很难用病理学的方法来判断研究对象是否罹患肺癌，因为总不能不管三七二十一就取研究对象的肺组织做蜡块切片吧。所以我们常常会用影像学手段替代金标准来判断研究对象是否罹患肺癌。

也就是说，由于可行性的限制，在临床研究中常常会用其他诊断手段替代金标准来进行研究对象的诊断。看到这读者可能会觉得奇怪，这种情况在临床研究中司空见惯，大家都接受了，有什么可说的呢？存在、常见并不一定就正确。使用替代标准来对研究者进行诊断是会给研究结果带来偏差的。下面用一个例子来看看疾病的错分会如何影响研究结果。

还是说吸烟和肺癌关系的例子，假设我们开展了一项队列研究，随访观察900名吸烟者和900名不吸烟者，他们20年后肺癌的发生情况如以下四格表。

金标准诊断的四格表

暴露	肺癌	无肺癌
吸烟	150	750
不吸烟	50	850

那么真实的研究结果应该是：$RR=\dfrac{150/（150+750）}{50/（50+850）}=3$。吸烟是肺癌的危险因素，且吸烟者罹患肺癌的风险是不吸烟者的3倍。

001

因为病理诊断的可行性不好，在这个研究中我们只能使用影像学方法来进行诊断。虽然，影像学方法诊断的准确度很高，但毕竟不是金标准，一定会存在偏差。假设影像学诊断的灵敏度和特异度分别是0.9和0.8。即$Sen=0.9$，$Sep=0.8$，那么我们在研究中会得到一个怎样的四格表呢？首先我们来看看如何通过真实情况来推算影像学诊断结果。

病理诊断和影像学诊断的关系

		病理诊断		合计
		+	−	
影像学诊断	+	a	b	$a+b$
	−	c	d	$c+d$
合计		$a+c$	$b+d$	N

因为$Sen=a/(a+c)$，$Sep=d/(b+d)$，那么

$$D_{影像}=a+b=D_{病理}\times Sen+\overline{D}_{病理}\times(1-Sep)$$
$$\overline{D}_{影像}=c+d=D_{病理}\times(1-Sen)+\overline{D}_{病理}\times Sep$$

那么从四格表我们可以得到以下数据：

$$D_{吸烟}=D_{吸烟*病理}\times Sen+\overline{D}_{吸烟*病理}\times(1-Sep)=150\times0.9+750\times(1-0.8)=285$$
$$\overline{D}_{吸烟}=D_{吸烟*病理}\times(1-Sen)+\overline{D}_{吸烟*病理}\times Sep=150\times(1-0.9)+750\times0.8=615$$
$$D_{不吸烟}=D_{不吸烟*病理}\times Sen+\overline{D}_{不吸烟*病理}\times(1-Sep)=50\times0.9+850\times(1-0.8)=215$$
$$\overline{D}_{不吸烟}=D_{不吸烟*病理}\times(1-Sen)+\overline{D}_{不吸烟*病理}\times Sep=50\times(1-0.9)+850\times0.8=685$$

影像学诊断结果四格表

暴露	肺癌	无肺癌
吸烟	285	615
不吸烟	215	685

这时由于诊断方法用的是影像学方法而非金标准，那么得到的结果是：

$$RR'=\frac{285/(285+615)}{215/(215+685)}=1.33$$

即吸烟是肺癌的危险因素，且吸烟者罹患肺癌的风险是不吸烟者的1.33倍。虽然得到的结果在方向上和真实结果一样，但是得到的危险因素的风险估计不到真实风险的一半。

下面再多做几次模拟：

Sen	Sep	RR
0.8	0.8	1.29
0.8	0.7	1.17
0.9	0.7	1.2
0.95	0.9	1.64
0.99	0.95	2.02
0.999	0.995	2.83

可见，由于替代诊断方法与金标准存在差距，无论怎样提高替代诊断方法的准确性都会低估研究中危险因素的致病风险。替代诊断方法的准确性越高，得到的研究结果与真实值之间的偏差越小。也就是说，在可能的情况下，我们应该在研究中选择金标准对研究对象进行诊断，如果实在不可行，也要尽量选择目前准确度最高的方法进行诊断，减少病例错分带来的偏倚。

02

所有队列研究都能计算*RR*值么？

李 楠 赵一鸣

    队列研究是常用的一类研究方案，在研究中暴露在前、结局在后，未发生某一结局（未患病）的研究对象因为是否存在暴露（某潜在危险因素）被自然分成两组，经过一段时间的随访观察结局（是否患病）出现的情况。由于队列研究这种从"因"到"果"的特点，其在建立因果关系、合理估计暴露因素效应的过程中至关重要。

    在队列研究中，最常见的模式是这样的：

	D	$\overline{D}$	合计
E	a	b	$a+b$
$\overline{E}$	c	d	$c+d$
合计	$a+c$	$b+d$	N

D	患病组	P	暴露组患病概率
$\overline{D}$	非患病组	$1-P$	暴露组非患病概率
E	暴露组	$\overline{P}$	非暴露组患病概率
$\overline{E}$	非暴露组	$1-\overline{P}$	非暴露组非患病概率

RR为暴露人群与非暴露人群患病概率之比。

$$RR= \frac{P}{\overline{P}} = \frac{a/(a+b)}{c/(c+d)}$$

    在良好的队列研究中，我们能够直接得到暴露与非暴露人群最终的患病概率，因此在队列研究中，常使用RR值来估计暴露因素对患病风险增加的实际效应。

    使用RR值还有个非常重要的前提条件，就是能准确计算暴露组的患病概率P和非暴露组的患病概率$\overline{P}$。那么问题来了，队列研究都能计算出这两个值，进而得到*RR*值么？对此不同的专家都曾在论著中发表过意见，让我们一起看看。

观点1：回顾性队列研究不能计算*RR*值？

有专家在著作中提出，是否为回顾性队列是判断能否使用*RR*值评价暴露效应的条件。的确，在前瞻性队列研究中，我们能更完善地记录患者信息，研究对象的观察起点、终点也很明确，得到准确的和并不困难。但是在回顾性队列中，可能出现一些情况导致我们对两个概率的估计出现偏差。但是也并非所有的回顾性队列都无法准确计算这两个概率，比如基于某医院的孕妇产检队列完成的研究，各项信息和最终生产结局记录完整，当然可以准确计算两个概率和*RR*值。

观点2：基于医院患者建立的队列不能计算*RR*值？

基于社区人群的队列，其人群代表性比较可靠。而基于医院的队列并不能完整地代表社区人群，毕竟其中非健康状态人群比例较大。此时用医院队列得到的某危险因素*RR*值来估计该因素的实际效应，就有可能存在错误估计。但是如果我们的外推仅仅是对医院的患者呢？当我们仅外推到医院患者人群时，并不存在无法计算*RR*值的问题。

观点3：当潜在偏倚存在的可能性较大时，队列研究的*RR*值可能存在偏差！

其实以上两个观点各有道理，又各有局限性。它们背后的规律都是潜在偏倚导致了对效应的错误估计。基于回顾性队列计算*RR*值时，其*RR*值可能受到信息偏倚（比如失访不均）的影响而发生偏离；基于医院人群的队列计算*RR*值时，其*RR*值可能受到选择偏倚的影响而发生偏离。总之，偏倚本身的效应导致我们对危险因素效应的估计存在偏差，当然也会影响到*RR*值本身。

*RR*是如何受到影响的呢？

我们不妨来举个例子。假设我们有一个队列研究，研究开始时选取没有发生结局的暴露组100人、非暴露组100人。

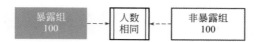

理想情况下，患者不会出现失访，随访1年后两组患者的患病率相同，均为50%。此时的真实RR值应该等于1。

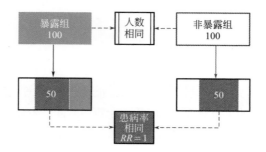

实际上失访是不可避免的，随访一段时间后一些患者陆续失访了，两组仍能随访到的人数分别为75人（暴露组）和60人（非暴露组）。

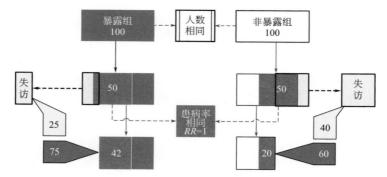

同时，暴露组与非暴露组中，失访对象中患病率并不相同。比如观察新药A和传统药物B的不良反应，因为A刚上市，因而医师和患者都更关注其不良反应，因此一旦出现不良反应的倾向都会及时随访并记录，失访的患者通常没有什么大问题。而老药B上市很多年了，即便出现了不良反应，患者和医师也都心中有数，甚至患者出现不良反应后认为医师水平不高，反而更倾向于失访，就形成了这样的尴尬局面。

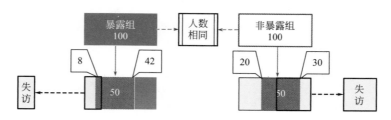

此时估计的*RR*值已经不再是真实的1了，到底偏了多远呢？让我们来算算看。

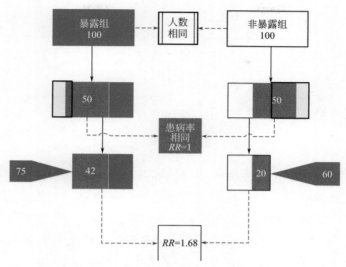

可见，潜在的偏倚会直接影响效应的估计。因此在计算*RR*值之前，我们首先要估计一下偏倚的种类、方向和水平，从而为我们估计真实效应奠定基础。

当然*RR*值还是可以算的，但是*RR*值是否是真实的*RR*值，还要看*P*和$\overline{P}$的估计是否准确。

03

论文中"统计分析"部分——写作举例

陶立元　赵一鸣

经常有人问到在论文或标书中应该如何写作统计分析部分。标准的答案是：你怎么做的就怎么写，每篇文章都是唯一的存在。如果我们尝试去归纳和小结，这部分内容的写作其实是有一定规律的。

笔者曾经听过Thomas Allen Long教授关于论文写作的课。他人很和蔼，主编的书也不错，内容操作性很强。在他的*How to Write*，*Publish & Present in the Health Sciences*第154页中他小结出统计分析部分应该包括如下内容：统计描述部分、所有的基本统计方法以及分析方案（如ITT或PP等）、样本量的说明、分组方法、检验水准的设定和所使用的统计分析软件。

同样在该书的第155页中也写道：统计分析人员可以帮助作者对数据进行合理的分析，对分析结果进行正确解读，同时可以负责统计分析部分的撰写。他建议将统计分析人员列为作者之一，也许这样统计分析人员就不会粗心大意、不负责任了。

关于医学统计分析的写作，他还著有一本*How to Report Statistics in Medicine*，在统计分析的报告上写得更专业。

"统计分析"部分写作时应该包括以下六个内容：

① 样本量估算及随访/数据收集情况；

② 数据录入及管理的软件和方法；

③ 本研究所使用的统计分析软件和分析方案；

④ 统计描述的方法，分计量资料统计描述方法和计数资料统计描述方法两种；

⑤ 统计推断的方法，分单因素分析法和多因素分析法两种；

⑥ 检验水准的选取。

由于某些原因，很多普通的论文没有进行样本量估算和区分不同的分析方案（ITT/PP）。所以简单举例如下。

　　本研究采用……数据库进行数据录入和管理，数据录入采用双录入核查方式进行。采用……软件对研究数据进行统计分析。计量资料采用……对其进行正态性检验，符合正态分布的计量资料采用均值±标准差的形式进行描述，不符合正态分布的计量资料采用中位数（25%位数、75%位数）进行描述，计数资料采用例数（百分比）进行描述。符合正态分布的计量资料组间比较采用独立样本t检验或单因素方差分析进行，不符合正态分布的计量资料组间比较采用非参数检验进行，计数资料组间比较采用卡方检验进行。在多因素分析上，采用多重线性/逻辑回归分析……的影响因素。所有检验以双侧$P < 0.05$为差异有统计学意义。

　　有人说我要写英文的"统计分析"部分，该怎么办？同样，你需要多阅读别人的优秀文章，然后用他们的句式来构建属于你自己的统计分析内容。可供参考的句式如下。

　　① 数据采集：Study datas were collected on standard forms, checked for completeness, and double keyed into an ... database.

　　② 统计软件：All statistical analyses were performed using SAS version 9.2（SAS Institute Inc, Cary, North Carolina）.

　　③ 统计描述：... were described using mean, median, standard deviation, and 25th and 75th percentiles for continuous variables; frequencies and proportions were used for categorical variables.

　　④ 单因素分析：A two sample independent t test/one-way analysis of variance（ANOVA）/Nonparametric tests（Kruskal-Wallis test）/Pearson's χ^2 tests or Fisher exact tests was used to compare the differences between ...

　　⑤ 多因素分析：Multivariable linear regression/Multivariable binary logistic regression/Cox proportional hazards were used to estimate ...

　　⑥ 检验水准：A P value of less than 0.05（2-sided significance testing）was considered statistically significant in all analyses.

　　声明：以上内容仅为举例，不够全面，也不能完全适合任何一篇文章。另外，笔者觉得一个写得好的统计分析部分，应该是将自己的观察指标穿插在统计分析中间的，是所写文章所独有的，而不是千篇一律地去抄别人的文字。

04

比一比统计中的常见回归

石岩岩　赵一鸣

对于统计"大牛们"来说，各种统计学方法的应用总是如行云流水一般，流畅自如。也经常看到文章中用这样或那样的"回归"。可是，如何区分常见的回归模型呢？在什么情况下，应该用什么回归模型呢？我们已经多次介绍过常用回归模型各自的特点，本文将汇总三种最常用的回归模型：多重线性回归、Logistic回归、Cox回归，更直接地比较它们之间最基本的联系与区别。

4.1　三者联系

它们都属于回归分析，目的都在于探讨多个自变量对因变量的影响，且自变量具有共同属性——自变量均为多个，可以为连续变量、等级变量和分类变量，其中，多分类变量需转换为哑变量进行处理，等级变量按连续变量或哑变量进行处理。

4.2　三者区别

（1）多重线性回归　用于寻找连续分布的因变量数值水平随多个自变量变化而变化的直线趋势；强调因变量为连续变量。如研究肺癌患者某肿瘤标记物的水平（连续变量）是否受年龄、性别、吸烟与否及数量等自变量的影响。操作菜单如下。

（2）Logistic回归　用于分析分类变量（或等级变量）和一些影响因素之间的关系，由于因变量非连续变量，与自变量间失去了线性关系的可能性，于是经过Logit变化，将模型转换为线性关系；强调因变量为分类变量或等级变量。如研究肺癌患病与否（二分类变量）是否受年龄、性别、吸烟

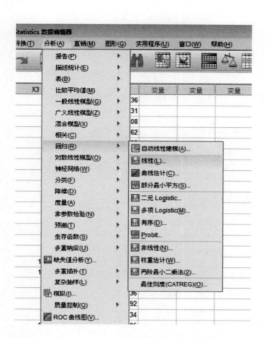

与否及数量等自变量的影响。以二分类Logistic回归为例，操作菜单如下。

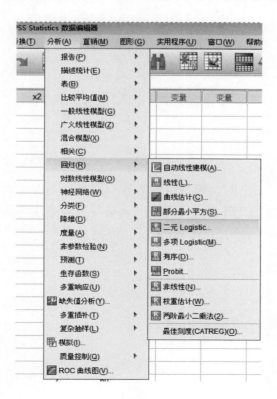

（3）Cox回归　用于研究多个因素对结局事件的影响；因变量与二分类Logistic回归相似，唯一的区别在于Cox回归的因变量引入了时间因素。如分析肺癌生存时间（二分类变量、含时间因素）是否受年龄、性别、吸烟与否及数量等自变量的影响。操作菜单如下。

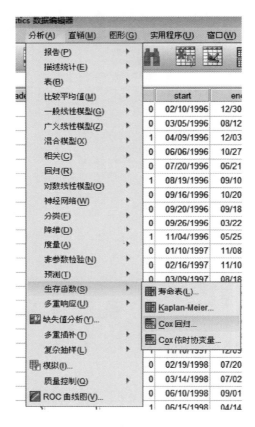

可见，三种常用的回归模型有着某些相同点，也由于因变量的情况不同而适用于不同的数据。当然，我们这里未对各回归方法的细节进行进一步解读，有需要者请参考针对每种回归方法的相关文章。

05

SPSS操作技巧大全（第二季）

王晓晓　赵一鸣

5.1　拆分窗口

先来看一张SPSS的截图，这是在闹分家吗？不，是被分家的，通过"窗口—拆分"即可达成下图效果，这跟Excel的冻结功能有异曲同工之妙，这样一来，以后不论是查找变量或是查找个案，再也不需要大海捞针了。

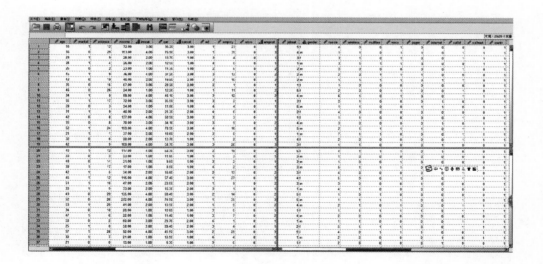

5.2　定义变量集

最近分析的一份数据，有100个变量之多，分析时想找个变量，简直是考验视力和耐心。假设在这100个变量中，常用的变量为年龄、身高、体重等，我们就可以通过"实用程序—定义变量集"，将这些变量定义为一个新变量集。然后，通过工具栏的 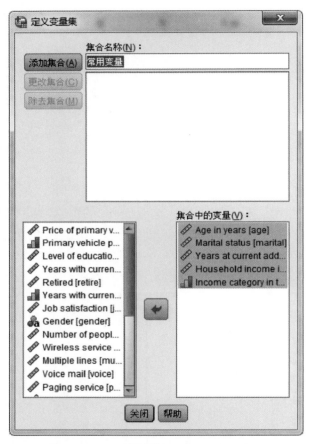 调用该变量集，这时候只显示年龄、身高、体重这些常用的变量，瞬间清晰了很多，当然也可以恢复所有的变量集。（感谢我们微信平台的热心朋友提供这个小技巧。）

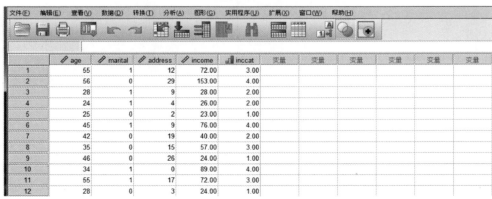

5.3 值标签（1）

看到下面这个数据库，简直一头雾水啊，这阿拉伯数字都代表什么东西啊？想知道吗？点一点下图箭头所指"值标签"，真相马上水落石出。

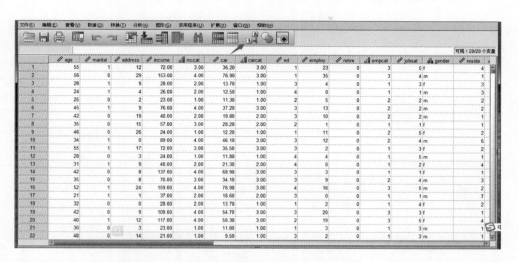

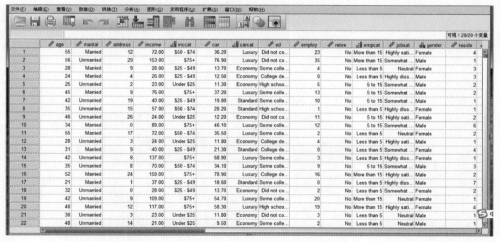

5.4 值标签（2）

好多人看到下面的图时，特别不喜欢1和2这样的表现形式，怎样能够显示1和2具体代表的变量呢？只需要在变量视图定义下该变量的值即可。

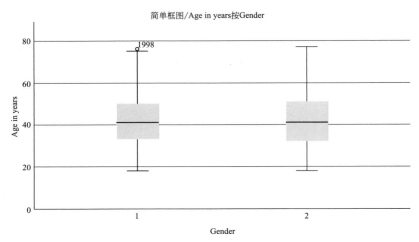

简单框图/Age in years按Gender

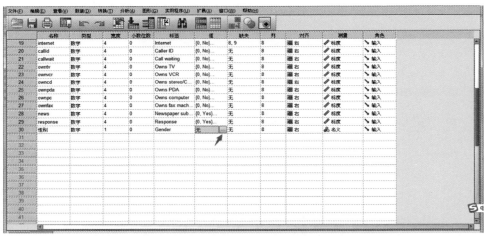

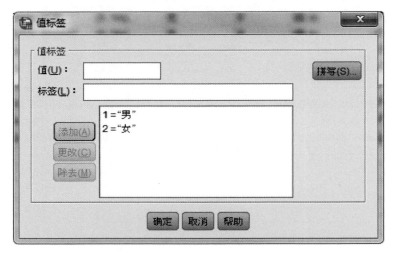

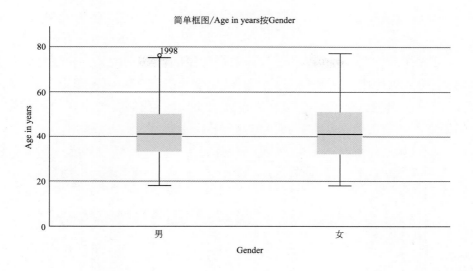

简单框图/Age in years按Gender

5.5 标识重复的个案

有时候，在处理数据的过程中难免出错，比如一个人的数据出现了多次，这时候，我们可通过"数据—标识重复个案"，按姓名或ID编号进行查重。

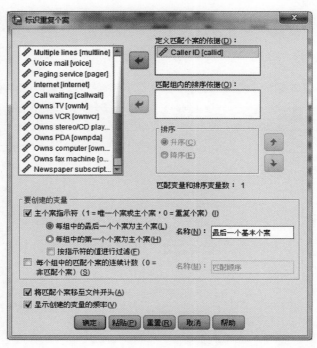

5.6 产生随机数字

　　SPSS可以产生随机数字吗？答案是肯定的。首先定义一个变量，如果是在空白数据库中，还需要定义产生多少个随机数字，如果您想产生10个，可以在第10行输入任意一个数字，这就告诉SPSS我们要产生10个随机数字（如果您不是空白数据库，直接跳过这一步）。

	random1	random2	变量	变量	变量
1	11.19	11.19			
2	8.08	8.08			
3	8.40	8.40			
4	9.30	9.30			
5	12.96	12.96			
6	10.22	10.22			
7	7.40	7.40			
8	15.03	15.03			
9	9.63	9.63			
10	10.17	10.17			

　　接下来，"转换—计算变量"，通过"函数组"选择"随机数"，在其下方的下拉菜单中，选择合适分布的函数，参照说明定义参数。

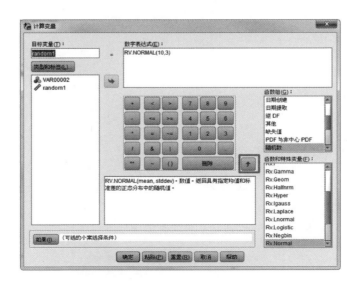

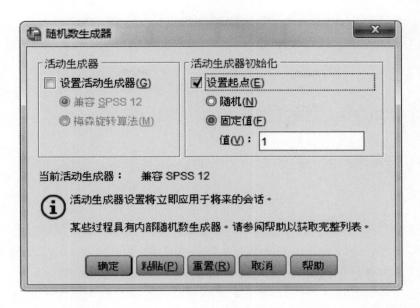

　　当然，为了保证可重复性，我们在计算变量前需要定义下种子数。通过"转换—随机数生成器—设置起点"。

06

标书中的"质量控制"部分

张　华　赵一鸣

最近北京市有十几个单位在进行首发基金标书的方法学评审，我们单位作为其中之一也收到100多份标书。在评审中我们从方法学角度发现了一些问题，其中普遍存在的一个问题是质量控制部分较少，分数较低。

那么如何书写一份让评审专家觉得专业的质量控制内容呢？解决这个问题首先要知道为什么要进行质量控制。

临床研究是有计划的科研活动，在项目实施前应有完整的实施方案。临床研究包括研究设计，实施方案设计，研究实施，研究数据的收集、传输、整理和分析，课题总结等环节。在临床研究中任何一个环节出现了错误，都可能会导致研究的失败，而质量控制是要求研究人员按照一定的方案执行实施。这对质量控制提出几点要求：①质量控制要考虑到各种影响研究质量的环节，制订相应的措施；②参研人员的科研素质参差不齐，可能对方案细节的原理、方法、技巧不能全面理解掌握，因此要求执行过程设计较具体、有针对性的SOP，并且要求方案和SOP容易理解，操作性强，并对研究人员进行培训。

因此一份"高大上"的质量控制内容，要做到以下几点。

（1）全面　要涵盖研究的各个环节及实施过程，例如人员培训、实验室质量控制、主要指标评价、随机分组（抽样）的实施、统计分析方案、数据管理与分析等方面。

（2）制作可操作的SOP　制作关键控制点的SOP，并进行文件化管理。

（3）根据不同研究类型，在关键控制点进行严格的质量控制，如横断面研究中如何抽样，队列研究中如何降低失访，RCT中随机分组方案的制订及隐藏，一些受主观因素影响较强的指标的评价。

（4）内外部质量评价相结合。

让我们用例子开启一个美好的明天。

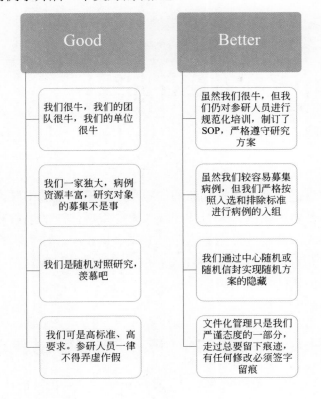

Good	Better
我们很牛，我们的团队很牛，我们的单位很牛	虽然我们很牛，但我们仍对参研人员进行规范化培训，制订了SOP，严格遵守研究方案
我们一家独大，病例资源丰富，研究对象的募集不是事	虽然我们较容易募集病例，但我们严格按照入选和排除标准进行病例的入组
我们是随机对照研究，羡慕吧	我们通过中心随机或随机信封实现随机方案的隐藏
我们可是高标准、高要求。参研人员一律不得弄虚作假	文件化管理只是我们严谨态度的一部分，走过总要留下痕迹，有任何修改必须签字留痕

07

用Prism轻松做生存曲线

曾 琳 赵一鸣

我们中心最近接到了一个光荣的任务——替毕业生们审核论文中的统计和图表格式。不看不知道，一看吓一跳，论文里要修改的地方还真不少。因此，笔者想和大家聊聊统计图的话题。先来讲讲在医学研究中常常遇到的一类统计图——生存曲线。大家都知道，SPSS可以做生存曲线，还能做细致的统计分析，但是Prism作图比SPSS灵活、漂亮。下面通过一个小例子看看怎么用Prism做生存曲线。

7.1 打开Prism→选择Survival→选择第1或第4个图

在Show result as中选择"Fractions"则纵坐标是从0~1，选择"Percents"则纵坐标是从0~100。

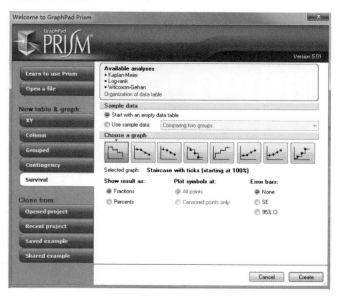

7.2 点击Create

这时需要录入生存数据。数据的排列格式如下。

X 时间 X	A A Y	B B Y
1	0	
5	0	
3	0	
9	0	
7	0	
12	0	
10	1	
13	1	
16	1	
20	1	
1		0
5		0
3		0
9		0
13		0
20		1
22		1
24		1
28		1
50		1

（1）第一列（X轴） 是研究中患者的随访时间。单位可以是月、年等。

（2）第二列（A） 是第一组患者对应的生存或死亡的情况，这里0代表生存，1代表死亡。第一行在表中是（1，0），说明对该组患者随访了1个月，1个月随访时状态是生存。这一组第一个死亡的病例在表中是（10，1），说明该患者在第10个月的时候死亡。

（3）第三列（B） 是第二组患者对应的生存或死亡的情况。解释同上。

7.3　数据都录入好了就可以直接点左侧Graphs 中的Data 1

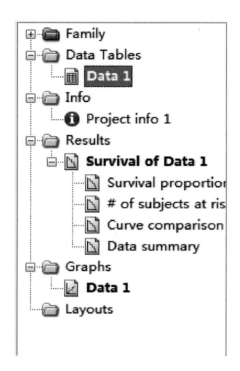

7.4　这样可以得到最初的生存曲线

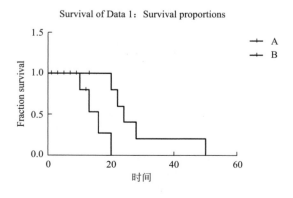

但这曲线不能直接用，因为它不符合我们的统计要求，生存曲线需要Y

轴的最高点是1或100%，这个图明显不合适。下面我们来修改这个图让它更符合我们的要求。

7.5 把鼠标点向Y轴，双击，会出现以下对话框

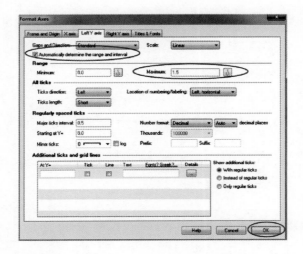

（1）点击去掉"Automatically determine the range and interval"。

（2）把"Range"中的"Maximum"改成1.0。

（3）点击"OK"。

这样就可以获得我们常常看到的生存曲线了。

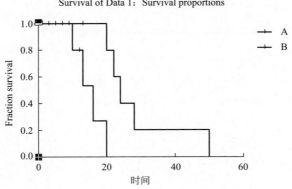

7.6 最后就是曲线的美化了

（1）双击任一生存曲线可以改变曲线的颜色、线型。改的同时图示中的

颜色和线型也会同步变化。

（2）双击Y轴可以添加参考线。大多数研究会讨论中位生存时间，只要我们在图中双击Y轴，在"Additional ticks and grid lines"中写入0.5（如果开始作图时选择"Percents"这里应写入50），点选 Tick和Line，在Details按钮中选择参考线的颜色和线型即可。

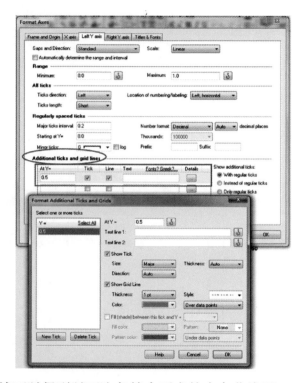

这样我们就可以得到以下这条符合要求的生存曲线了。

Survival of Data 1: Survival proportions

这个例子里，A组的中位生存时间大概是18个月，B组的中位生存时间大概是23个月。当然，要是愿意增加25%或75%都是可以的。只要在"Additional ticks and grid lines"中根据需要添加即可。

同样，我们可以添加X轴的参考线，比如在肿瘤研究中很重要的5年生存率，这时我们只要双击X轴，在"Additional ticks and grid lines"中写入60（月）或5（年），点选上line即可。在这个例子里，两组的5年生存率都是0，所以笔者先以1年生存率的参考线画出来示意一下。

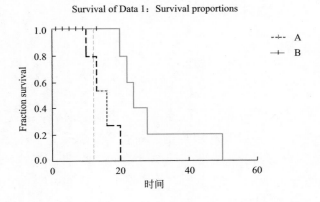

Survival of Data 1：Survival proportions

可见在这个例子中，A组1年生存率是80%，B组是100%。

08

福利：EpiCalc 2000下载安装（含64位）——KB级别的统计和样本量估算小工具

李 楠 赵一鸣

　　您是否遇到过这样的情况：在读论文、审稿的时候，希望快速验证一下作者的统计分析；手头仅有两组均值和标准差，想做个t检验，却又不知道怎么用SPSS实现；设计试验的时候，需要粗略地估计一下样本量的水平。

　　所有上面提到的问题，其实都有不少非常专业的方法来实现，但是我们就是希望快速省时地得到答案。那么，您今天翻到这篇文章就对了！我们要介绍的就是集成了这些功能的流行病学小工具——EpiCalc 2000。

　　作为一款"上了岁数"的软件，EpiCalc 2000的界面绝对配得上"简陋"这样的描述。简陋到在初次打开文件的时候，您都不知道如何找到分析菜单。其实很简单，看到界面上"无标题"三个字，右键点上去就出现了"深藏不露"的全部功能了，瞬间找到了"对暗号"的感觉。当然，今天笔者不过多介绍功能，主要还是和大家分享如何下载和安装，具体功能，相信您看了菜单，就能了解得八九不离十了，因为简陋的外表下只容得下简单的内容。当然，如果大家感兴趣，我们后续还会介绍。

　　在写这篇文章时，最新版本的EpiCalc 2000是1.02版，即使是这个版本，也在1998年就完成了。作者是来自Brixton Books（当前的Brixton Health）的Joe Gilman和Mark Myatt。安装包的获得并不难，只要百度一下EpiCalc 2000就可以了。当然，我们还是鼓励大家直接从Brixton Health的官方网站下载。

　　EpiCalc 2000的下载网址：http://www.brixtonhealth.com/epicalc.html。

当然，去官网下载，您还会发现更多惊喜，因为他们还同时提供了不少其他的小工具和电子书。点开链接后，您就会发现这个网站比EpiCalc 2000还要简陋！下载地址就藏在网页中第一个蓝色的超链接"Download EpiCalc 2000（468KB）"里面，您点击即可下载到本地，然后安装就可以了，没有任何设置的问题。

注意！如果您是64位的操作系统（不知道自己系统类别的，双击桌面"我的电脑"就可以查看了），那请您忽略上面的做法。以往很多64位操作系统的医师都因为无法成功安装而放弃了EpiCalc 2000这个工具，其实官网上面是给出了解决方案的，具体请按以下步骤操作。

（1）在上面的网页中找到"Download and decompress the program files（255KB）"点击其中的"program files"这个蓝色的超链接，就能下载压缩包了。

（2）下载后的zip压缩包名称为"ec2000.64"，您需要把压缩包里面的内容解压到"EpiCalc 2000"这个文件夹内。（注意！文件夹下应为压缩包内的文件。）

（3）把包含所有文件的"EpiCalc 2000"文件夹剪切到"C:\Program Files"目录下。

（4）打开文件夹，把"C:\Program Files\EpiCalc 2000"里面的"EpiCalc.ini"复制一份，粘贴到"C:\Windows"文件夹下面。

（5）回到"C:\Program Files\EpiCalc 2000"，找到"EpiCalc 2000.exe"，右键点击后，选择"创建快捷方式"就好了。这时候桌面就会出现一个EpiCalc 2000的快捷方式，直接双击即可运行。

到此为止，安装工作就应该大功告成了！

但是，如果您运行软件之后，还是提示错误，那就要放出最终大招了。

① 删去"C:\Program Files"路径下的"EpiCalc 2000"文件夹。

② 用管理员权限搜索"C:\"盘下的所有"EpiCalc.ini"文件，全都删掉。

③ 不放心的话，用"360"等系统工具清理一下注册表。

④ 重复上述1~5的步骤。

如果这样还不行，请您随时联系我们，让我们也挑战一下自己。

之后，就开始享受您的EpiCalc 2000吧！

09

列线图的制作过程——以逻辑回归为例

陶立元　　赵一鸣

在《回归结果的另一种展示——列线图概述》中，我们提到了列线图（nomogram），这是一个能够将逻辑回归结果以图形的方式展示出来的工具。本篇文章和大家一起讨论一下用R软件如何制作逻辑回归的列线图。

制作步骤如下。

9.1　安装rms程序包

首先需要选择安装镜像，最近我们发现China（Xiamen）这个镜像速度还比较快。安装代码为：install.packages（"rms"）。

9.2　调用rms过程

代码为require（rms）。

9.3　生成回归所需数据

本文采用R的示例数据。

代码如下：

```
n < - 1000
set.seed（17）
age < - rnorm（n, 50, 10）
blood.pressure < - rnorm（n, 120, 15）
cholesterol < - rnorm（n, 200, 25）
sex < - factor（sample（c（'female', 'male'）, n, TRUE））
```

```
# Specify population model for log odds that Y=1
L <- .4* ( sex== 'male' ) + .045* ( age−50 ) + ( log ( cholesterol
−10 ) −5.2 ) * ( −2* ( sex== 'female' ) + 2* ( sex== 'male' ) )
# Simulate binary y to have Prob ( y=1 ) = 1/[1+exp ( −L ) ]
y <- ifelse ( runif ( n ) < plogis ( L ), 1, 0 )
```

9.4 制作列线图

代码如下：

```
ddist <- datadist ( age, blood.pressure, cholesterol, sex )
options ( datadist= 'ddist' )
f <- lrm ( y ~ age+ blood.pressure+ cholesterol + sex )
nom <- nomogram ( f, fun=plogis, fun.at=c ( .001, .01, .05,
seq ( .1,.9, by=.1 ), .95, .99, .999 ),lp=F, funlabel="最后的发病风险" )
plot ( nom )
```

9.5 结果

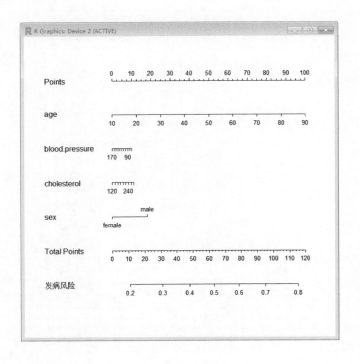

在经过了上述的过程之后，我们就可以做出列线图了。但是如果我们要写一篇关于列线图的文章该如何进行呢？我们可以看看别人是怎么做的，这个例子是乳腺癌术前化疗对病理完全缓解（PCR）和无转移生存（MFS）的影响，详见参考文献。作者写作内容有：①将样本按照不同来源（来自不同的机构）分成了训练样本和验证样本；②用训练样本去建立回归模型；③用验证样本并判断模型的优劣；④制作列线图；⑤5年和10年disease-free的列线图。

文章中涉及的图形如下。

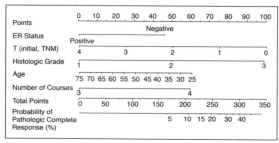

Fig 2. Nomogram to estimate the probability of pathologic complete response (pCR) to anthracycline preoperative chemotherapy. Find the predictor points on the uppermost point scale that correspond to each patient variable and add them up. The total points projected to the bottom scale indicate the % probability of pCR. For example, a 65-year-old patient with a T3, estrogen receptor (ER)–negative, grade 2 tumor treated with four courses of preoperative fluorouracil, doxorubicin, and cyclophosphamide has a score of 13 + 25 + 0 + 50 + 60 = 148, corresponding to less than 5% chance of pCR.

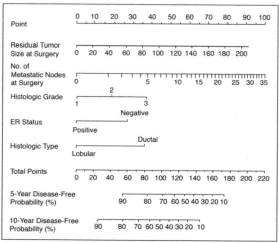

Fig 5. Nomogram to predict for 5-year and 10-year probabilities of freedom from distant metastasis for patient with residual cancer either in the breast or in the axilla. ER, estrogen receptor.

参考文献

Rouzier R, Pusztai L, Delaloge S, et al. Nomograms to predict pathologic complete response and metastasis-free survival after preoperative chemotherapy for breast cancer [J]. Journal of Clinical Oncology, 2005, 23 (33) :8331-8339.

10

为什么有的研究生答辩效果好？——从讲幻灯片说起

赵一鸣

　　研究生答辩高峰快到了，很期待研究生们有好的表现！回想这些年参加研究生答辩，确实有些答辩的效果非常好，很值得回味。仔细想来，答辩效果好是有道理的，他们各有特点，在某些方面表现特别突出，看似不经意的优异表现背后是掌握了规律、做了认真的准备、临场发挥到位等多种因素综合作用的结果。成功的经验可以总结，可以重复，为我所用。下面分几次从不同维度谈一下答辩的"秘籍"，希望更多的研究生在答辩中有优异的表现！

　　今天谈的问题是从"念幻灯片"到"讲幻灯片"，一字之差效果完全不同，为什么？所谓念幻灯片就是打出一张幻灯片就从上往下念，打一张念一张，可操作，但效果一般，只能说达到研究生培养的基本要求。"念幻灯片"时答辩委员的视觉通路和听觉通路获得相同的信息，刺激不足，容易导致疲劳，产生厌烦和焦虑情绪。这种方法没有充分利用视觉和听觉两条通路可以传递不同信息的优势，无法产生一加一大于二的效果。如答辩开始都要说一段话，准备几张幻灯片，说明有一个重要的临床问题没有解决，需要研究。"念幻灯片"的做法是准备几张幻灯片，把论文中相关的文字粘贴上去修改即可，做起来很容易。但这种方式平铺直叙，重点不突出，评审专家很难体会到研究生已经把问题想透了、对研究的临床问题已经非常清楚了，对研究生的表现会在心里扣分。

　　"讲幻灯片"就不同了，这种幻灯片的准备不受学位论文文字的限制，可以用更加灵活生动的方式把临床问题讲清楚。如凝练出几条，每条一句话，形成一段话，把临床问题讲清楚。甚至有的学生会讲一个故事，把他在做课题时遇到的一个问题讲出来，由此引出临床问题和科学问题。用这种方式设计的幻灯片在答辩时可以起两个作用：一是提示作用，提示研究生讲什么；二是用另外一种方式提供相关信息，减轻研究生说明这方面问题的负担，少说甚至不说都能把相关信息传递给评审专家，而研究生可以站在更高的层面把握和介绍所要说明的情况和阐述问题。"讲幻灯片"时只要把每张幻灯片用自己认为合适的形式讲清楚就行，有利于临场发挥，在适度应激的状态下有时会产生意想不到的效果。在"讲幻灯片"的过程中语言的组织、语气、表情、肢体语言、光标等多种手段方式综合在一起，突出重点和关键点，使评审专家很快就能明白研究的意义和价值，进而确认选题很好，研究工作有创新。幻灯片可以提供丰富的信息，尤其是图形、表格、照片等直观信息，给答辩委员留下深刻的印象。

"讲幻灯片"是一个二次创作的过程，幻灯片的内容设计应与答辩的总体设计方案结合在一起，幻灯片如何起引导作用，提供哪些信息，研究生讲什么等需要综合在一起考虑，不能简单地把学位论文中的文字粘贴到幻灯片上。

用"讲幻灯片"的形式答辩一定要试讲，要多次试讲。试讲中首先要解决的问题是把自己的嘴"顺"过来，一些拗口的专业术语要反复讲、反复练，做到脱口而出。对于如何讲每一张幻灯片，可以探索不同的方法，通过试讲确定哪一种方式更合适。"讲幻灯片"的许多技巧需要平时留意积累，偷师学艺，在实践中形成自己的特色和风格。

"讲幻灯片"的要求比较高，准备答辩时可以试一下，但不一定强求。时间短，能力尚未达到，效果不满意等各种原因都有可能导致答辩时无法使用这种方法。研究生阶段的学习是一个探索过程，无论成功或暂时没有成功，我们都在前进，我们知道目标和怎么做，只要努力，最终都能掌握这种方法。最后，期待有更多的研究生用"讲幻灯片"的形式答辩，给自己的研究生学习画上一个圆满的句号。祝大家成功！

11

为什么有的研究生答辩效果好？——做幻灯片的秘籍

赵一鸣

　　幻灯片做得好坏与论文答辩的效果有很大关系，有许多小问题和细节需要注意，细节决定成败。

　　幻灯片的背景颜色选什么好？根据经验和许多专家的共识，以白色为佳，有人喜欢用蓝色也可以，多数其他颜色通常效果不好。字的颜色应与幻灯片背景颜色互补，这是原则。如白色背景以黑字为优，蓝色背景以黄字为宜。幻灯片中的字不宜过小，选用28、32、36或40号字比较合适，字太小有可能看不清楚，要尽量大一点。最好不用单倍行间距，否则行与行之间显得拥挤，给人"压迫感"，效果不好。通常选用1.5倍行间距，或采用行间距调整方式微调行间距，如1.4倍行间距、1.7倍行间距等，可以产生较好的效果。微调的原则是利用好幻灯片的展示空间，使幻灯片中的文字看上去协调合理。在计算机全屏上看幻灯片的感觉往往与投影仪打出来的效果不同，如红色的字在全屏上看还可以，但投影出来的效果很差。建议研究生在准备答辩幻灯片时抽空做一下测试，做几个幻灯片模板，用投影仪打出来，选用效果最好、自己最喜欢的，可以少走弯路，保证在答辩时不"掉链子"。

　　图表可以从学位论文中剪切下来粘贴到幻灯片上，相关的技巧和技术细节在这里就不说了，遇到问题时自己设法解决。要注意的是，论文图表的背景通常是白色，如果幻灯片的背景不是白色，要注意粘贴的效果。从这一点看，选择白色背景确实比较好，可以避免图表背景与幻灯片背景不同带来的一系列困扰。

　　幻灯片的制作成本很低，做多少张幻灯片没有限制，关键是如何做更有利于提高答辩质量、效率，增强答辩效果。幻灯片的设计要简洁，一张幻灯片说明一个问题。应考虑使用最简单直接的方式重点展示这一关键点上的主要问题、内容和结果，最好是一目了然。图表应有"自明性"，即图表是一个相对独立完整的整体，研究生不做任何解释，评审专家就能知道大致是什么意思。笔者的经验是，当一张幻灯片展示的内容偏多时，可以考虑将幻灯片改为两张甚至更多，幻灯片播放过程几乎不占用时间，所以将需要和效果作为考虑的出发点。

有些幻灯片是用来给答辩委员"看"的，在讲解过程中通过显示一张或数张幻灯片为说明问题提供证据，研究生不需要专门对幻灯片做解释。这类幻灯片的简洁和自明性非常重要，否则评审专家会被幻灯片搞糊涂，反而干扰了答辩的正常进行。

幻灯片中的专业术语和英文缩写应规范。幻灯片播放最好不要引入各种效果，一些花哨的形式看上去似乎很好，但在答辩中影响速度，给人眼花缭乱的感觉，效果反而不好。

最后提一下：幻灯片应有页码。答辩委员提问时会涉及某一张幻灯片，有了页码可以很快找到，有利于答辩委员提问和研究生回答问题。如果加上总页码，有些答辩委员会看某一部分幻灯片的数量占总幻灯片数量的比例是否合适，可以考虑在幻灯片中加上总页码。幻灯片不是做给研究生自己看的，是给答辩委员准备的，幻灯片的设计制作要从答辩委员的角度考虑如何做合适。幻灯片内容的设计应与答辩时的讲解结合起来，某些关键部位的设计是为讲解做准备的，这样答辩时就比较顺畅，讲起来得心应手。

这些秘籍对研究生还是纸上谈兵，关键在实践，亲自动手做了才能有体会。我们会专门写一篇预答辩的文章，将谈到预答辩发现的问题，还要回到幻灯片上去下功夫、调整和完善。

赶快动手吧！幻灯片可是要反复修改的，要给自己多留一点时间。

12

为什么有的研究生答辩效果好？——临阵磨枪

赵一鸣

临阵磨枪是做工作时可以选用的一种简单、实用、有效的方法，可以在短时间内集中精力，整合并投入相关资源，迅速提高某一项工作的质量。论文答辩也是如此，所谓认真准备就是这个意思。

学位论文答辩前的一项重要任务是使研究生进入答辩状态，脑子里想答辩，行动上做各种准备，在这段时间里暂时放下其他事情，集中精力准备答辩。另一项重要任务是将答辩的各个细节准备好，保证答辩不出纰漏，所谓细节决定成败在这里绝对是真理。

预答辩是落实临阵磨枪的技术措施，可操作，要做以下几方面工作。预答辩通常在学位论文完成和答辩幻灯片准备好以后组织，研究生是预答辩的主要责任人和组织者，导师的责任是督促并参加预答辩，给予具体指导。在准备答辩的过程中要给预答辩留出时间，短则三五天，长的可以十天半个月，是一个反复调整、适应、修改、完善的过程，必须要有时间保证。

预答辩首先要做的事情是"讲"，有三种组织形式：研究生自己讲、给导师讲、请其他相关人员听。在讲的过程中完成以下几个任务。

预答辩的第一项任务：熟悉答辩的内容，把研究生的嘴"顺"过来。各种专业术语做到脱口而出，不需要在脑子里转圈就能讲出来。这一点很重要，研究生往往容易忽视。原因是研究生长期做这方面的工作，专业术语在读论文、写综述和写论文的过程中已经非常熟悉，似乎没有问题。但笔头没有问题，嘴上还是会有问题的，一般经过几天的磨合就解决了。研究生可以找一间空屋子，自己对着计算机屏幕或投影大声讲，逐渐进入"如入无人之境"的精神状态：这个研究是我做的，你们都没做，我来告诉你们我想到了什么，做了什么，得到了什么结果，有什么意义。要大声讲，通过控制语速和节奏、突出重点、适当停顿等一系列技巧提升答辩的效果。请老师和同学旁听可以增加研究生的压力，测试答辩委员在场的情况下研究生能否正常发挥。同时多几个人评估上述要求，有可能产生意想不到的效果，提出很好的改进建议。导师听预答辩可以组织1～2次，以便让导师了解研究生的答辩准备工作做到了什么程度，并对答辩准备工作做具体的指导。

预答辩的第二项任务：不断梳理答辩内容的内在逻辑关系，评估答辩内容是否还有改进的余地，在哪些地方修改。最常见的问题是答辩内容"出岔子"，突然出现一个分支，走了一段又跑回来了。这种情况很糟糕，会把答辩委员的思路搞乱。讲起来也很麻烦，要花费很多口舌说为什么过去了又跑回来了，实际上没有必要。出现这种情况的原因是，研究生和导师舍不得已花费了大量时间和精力做出来的这部分工作，总想在答辩时表现一下，"没有功劳有苦劳，没有苦劳有疲劳"，让答辩委员看到我们做了这么多工作。这种想法可以理解，但没有必要，做了反而减分，把答辩搞砸了。最好的办法是删掉出岔的部分，使答辩内容形成一个完整的有内在逻辑关系的严谨论证的线性过程。

预答辩的第三项任务：不断关注各个细节是否规范合理，是否有必要改进。通过打补丁的方式，不断完善答辩的细节，使答辩本身成为一个精品。

预答辩的第四项任务：评估答辩需要多长时间，与预期时间是否一致，必要时做调整；同时还要评估答辩中各部分占用的时间是否合理，是否有必要调整。有些研究生答辩的背景情况介绍占用时间过长、内容过多，有点像小综述。研究生这么做无非是想展示自己看了多少文献，其实完全没有必要，要考虑精简。对象与方法部分的介绍往往偏短，实际上有些重要的问题没有讲清楚。对象与方法的介绍要避免平铺直叙、重点不突出，应抓住关键点和要点。这部分是有文章可做的，在抓住关键点和要点的基础上，幻灯片的准备要配合"讲"的需要。如对一般性问题的展示，主要用幻灯片解决。比如入选标准和排除标准（以下简称"入、排标准"）有很多条，在幻灯片中逐一列出，但讲的时候可以选重点，其他内容一两句话概括就可以了。这样调整后总的时间可能略有延长，但重点突出了，效果改善了，可以给答辩增分。结果部分是答辩的重点，要给予足够的时间。总体上讲，答辩各部分时间安排应遵循平衡原则，在有限的时间内把时间利用好。经过几轮预答辩，研究生可以做到对答辩的时间心中有数，心里不慌才能进入"如入无人之境"的精神状态，超水平发挥。

预答辩是一个痛苦的过程，研究生要和自己战斗，要和自己既往形成的习惯作斗争，改变某些想法和做法。认识到这一过程的特点，正视挑战，利用这个机会涅槃重生，提高自己的档次和能力。这是研究生系统完整的科研训练的重要组成部分，是答辩委员非常希望看到的变化，最终会在答辩时得到回报。笔者个人认为，预答辩是研究生培养过程中不可缺少的组成部分，每个研究生都不要错过这个机会，这样的机会毕业后就很难得到。

13

为什么有的研究生答辩效果好？——细节决定成败

赵一鸣

在前面几次讨论中已经反复提到"细节决定成败"，似乎介绍了不少，其实还没有完全讲到位，还有许多细节需要注意，因此拿出一篇文章集中讲一次。

"答辩做好是应该的，做不好是不应该的！"这个要求很严格！如何保证不出纰漏、关键时候"不掉链子"呢？还是"细节决定成败"。

研究生是答辩的第一责任人，导师是第二责任人。答辩的准备工作由研究生按要求规范做，导师只是起指导监督作用。如果导师对答辩的准备工作着急了，肯定是研究生出问题了。为了避免这种情况发生，研究生首先要认真阅读培养方案以及学校相关文件中关于答辩的各项要求及其流程，不要仅仅听某些人的说法或介绍的经验行事，依据文件办肯定没错。文件中有许多具体要求需要逐条搞清楚并落实，制订计划。有困难找导师，能自己解决就直接"落地"。

分解任务，请人帮忙，包干落实。答辩秘书非常重要，在制订的计划中要落实到人，许多具体工作由答辩秘书做，相关工作的责任在答辩秘书，答辩研究生一定要经常询问秘书，看具体工作是否已落实，并协助其落实。其他琐碎的事情要分别找不同的人帮忙落实，任务应落实到人。

保证答辩委员按时到会。研究生必须制订一个计划，自己完成或请同学帮忙，在多个时间点与答辩委员联系，确认答辩委员能够按时到会。如果要接送、安排停车位，则要反复确认。这些工作做到位，一方面保证答辩按时正常进行，另一方面可以给答辩委员留下好的印象。

事先"踩点"。答辩通常在会议室或教室中进行。用自己科室/实验室的地方答辩不大会出纰漏，环境、条件都很熟悉。如需借用教室或会议室，则有可能出问题，一定要事先"踩点"，把可能出问题的细节系统梳理一遍，核对后逐一确认。首先要落实的是幻灯片播放。投影硬件系统是否正常，投影的效果是否能满足需要，幻灯片软件与计算机是否匹配，每张幻灯片是否能打出制作时的效果，录音、录像能否正常播放等都需要逐一落实。幻灯片的使用是经常出现问题的关键环节，需要特别关注。甚至还要考虑万一答辩时投影坏了怎么办，可以准备备用投影仪，也调试一下，这样就能彻底放心了。答辩的环境是否需要整理，答辩委员怎么坐，灯怎么开，是否要通风，外面的环境是否吵等许多细节都要注意。答辩环境条件必须事先准备好，答辩当天没有时间再处理这方面的事情，一定要事先落实。

调整答辩时的状态非常重要，有些研究生超水平发挥与调整状态有关。答辩前一天晚上一定要休息好，如果睡不着可以服用促进入睡的短效药物，睡个好觉。早饭不要吃得太饱，可以喝一点咖啡。答辩前焦虑是肯定的，适度焦虑可以提高神经系统的反应性，是临场发挥好的生物学基础。知道这一规律后就会发现，有点焦虑是正常现象，是好事，不需要过度紧张。如果觉得自己有点焦虑过度，应该自我调整。找一个地方静下来，让脑子里一片空白，不想任何事情，休息几分钟，或做几件别的事情分散注意力，都可以缓解焦虑。答辩开始时要放松，控制语速不要太快，脑子就想一件事情——把每张幻灯片讲清楚。一旦开讲进入状态就好了。

用好激光笔。某些研究生答辩时一直按着激光笔不停地在幻灯片上晃，研究生很爽，自我感觉良好，答辩委员却不舒服，效果不好。合理使用激光笔要注意两点。一是激光笔用于提示，间断使用。在讲到某一环节时点一下、画个圈、拉条线，提示评审专家注意这个地方，与语言配合起来能够更好地说明问题。二是光点要稳定，尽量减少晃动。减少光点晃动可能有难度，研究生在答辩时往往处于亢奋和焦虑状态，手会不由自主地抖动，光点的晃动很可能比试讲时大，控制不住。解决办法很简单，给拿激光笔的手找一个支点。最简单实用的支点是把拿着激光笔的手靠在自己的髂部，用髂骨作为支点可以起到稳定光点的作用。另一种方法是事先确定自己的位置，最好边上有一个固定支点，如演讲台，拿激光笔的手靠在演讲台上，也可以起到稳定光点的作用。

善用停顿。研究生答辩有时间限制，有些研究生为了在规定的时间内讲完，采用加快语速、连续不停地讲的策略，这样效果并不好。我们都有听故事的经验，一个好的故事除了故事本身的内容吸引人外，讲故事的人会在讲的过程中抑扬顿挫、有张有弛、有快有慢。尤其是在"抖包袱"前会停顿几秒钟，把听众的胃口吊足，然后往下讲，效果奇佳。这种手法在汇报研究成果时也可以用，在讲到关键点时有意地停几秒钟。停顿不是噱头，要选择合适的时机。前面讲的内容比较复杂，有点难度，需要花一点时间理解，停顿可以给评审专家思考的时间，使评审专家进一步理解、确认前面所讲内容的真实含义。停顿可以引起评审专家注意，提示专家们下面要讲的内容很重要，从而起到加强和突出重点的作用。停顿不能滥用，要掌握好度。一是停顿的次数不宜过多，没有必要的不用；二是在关键点合理正确使用停顿。

必要时做减法。答辩时有可能出现各种意外，要准备预案。如临时要求研究生缩短汇报研究工作的时间，由30分钟缩短至25分钟，甚至20分钟，怎么办？答辩与写论文不同，有解释说明的机会，有些情况在汇报研究工作时简要介绍甚至跳过不讲，可以在答辩环节补充。答辩前要想一想，哪些地方可以简单讲，如何讲；如果不讲，能否简单展示一下幻灯片，用几句话把情况讲清楚。如果研究生能够随机应变，很好地处理这类问题，会给评审专家良好的印象。

细节决定成败可以演绎出很多个版本，可以从不同角度解读，有各种各样的经验。这篇文章仅仅是笔者个人的一点体会，希望其中的某一两点能够提供帮助。

14

为什么有的研究生答辩效果好？——最后一搏

赵一鸣

答辩过程是答辩中最能出彩的地方，也是最容易栽跟头的地方，效果好坏很大程度上取决于事前准备和临场发挥，当然更重要的是平时的积累。答辩委员可能问哪些问题？如何回答？是否要事先准备？做哪些准备？……答辩时如何调整心态？如何用合适的方式回答问题？有哪些技巧？……下面专门谈谈答辩过程中的事情。

答辩是检验和评估研究生经过系统完整的科研训练后是否达到培养要求的重要环节。答辩能检验研究生是否在本专业领域和相关专业领域掌握了系统完整的知识，能否灵活应用所学知识解决实际问题；研究生的科学精神、治学态度和伦理观如何；是否初步具备独立从事科研工作的能力……答辩委员将从不同角度提问题，范围很宽，具体提哪些问题很难预测。在这种情况下，针对答辩的准备就不能像做选择题和填空题那样一一对应，而应按答辩的规律进行。

了解答辩委员可能提问的最简洁的途径是看同行评议意见。同行评议中除了肯定学位论文所取得的成绩外，通常会提具体问题，提改进建议，有客观评价。不会都讲好话，也不允许都讲好话，在一定程度上反映同行专家从外部看学位论文所发现的问题，对于准备答辩的研究生有参考价值。有些研究生会整理评议意见，做相应准备，是很聪明的做法。甚至在自己梳理准备的基础上，向导师汇报，讨论问题所在，制订应对措施。这些"功课"做到位了，答辩时心里至少有一半底。

答辩委员可能会提哪几方面问题呢？根据笔者的经验大致有以下几类。

第一类问题是考查研究生"三基三严"训练是否到位，相当于平常考试题中的基本题。如本学科和相关学科中一些重要的基本概念、专业术语是否清楚，能否准确表述，能否结合实际灵活应用。对于这类问题通常不需要专门准备，也无从准备，关键是平时积累，留心注意，在学习和研究中不断应用，并在应用中加深理解。有些看似简单的基本概念、专业术语背后隐藏着很深的值得思考的问题，如果能在平时学习应用时注意，有可能悟出一些道理，在答辩时讲出来会给人耳目一新的感觉。

第二类问题是研究中的缺陷和不足，也是答辩中最常见的问题。学位论文的研究工作不可能完美无缺，受条件限制导致某些地方不完美是常态。每次答辩都会提这方面的问题，应该事先有所准备。回答这类问题其实很简单，在立题研究过程中这些问题是研究生经常想且很纠结的部分，想得很多，甚至在研究过程中做各种探索试图解决。实事求是回答问题，反映真实情况是原则。具体讲什么应视情况而定，抓一两个关键点，把问题讲清楚，让答辩委员满意。怎么讲是艺术，可以自己探索，也可以请导师指点。

第三类问题是如何解读、评价研究结果。一种情况是，学位论文和汇报中展示和表述不到位，答辩委员不清楚或不满意。另一种情况是，结果分析不到位，还有进一步深入改进、完善的空间。答辩委员在提问中通常有提示，看研究生能否马上理解并做出恰当反应。如果一下子反应不过来，也有办法应对。可以说："我从来没有从这个角度想过这个问题，但可以按照一般规律这样来考虑问题……"缓和一下，一边讲一边理思路，可以把回答问题的过程顺下去，在讲的过程中有机会找到一个比较合理的回答。研究生的回答不一定到位，但关系不大，能讲到什么程度就讲到什么程度。答辩委员看重的是研究生的理解能力、逻辑思维能力、综合能力和应变能力。这样的回答在一般情况下都能通过，答辩委员并不会为难研究生，而是希望研究生知道如何正确看待这些问题，今后还要继续努力。有些答辩委员会主动对提出的问题做进一步解读，提出自己的看法，甚至可以引出一场小的讨论，研究生参与其中会有特殊的体验和收获。

第四类问题是拓展提高类问题，往往没有答案，更多的是考查研究生对学科发展，对某些技术、新的理论或新的概念等有哪些认识，有什么看法和评价等。这类问题主要是评估研究生是否具备在全局上把握方向及"领军打仗"的潜质。

答辩委员偶尔会提出一些很奇怪的问题，甚至让研究生摸不着头脑，不知道是什么意思。讲一个有趣的故事，有一位答辩委员问研究生窗外操场旗杆上的国旗是用什么颜料染色的，这个问题与专业无关。事后研究生问答辩委员问这个问题是什么意思。这位答辩委员说："实际上我也不知道用的是什么颜料，我想考查你的知识面，以及对这样的问题有什么反应。"同学们可以发挥想象力，有哪些可能的回答，你会如何回答？对这类问题回答好坏的效果差别非常大，没有标准答案，没有最好，只有更好。对当答辩委员提出一个自己完全不知道的问题时应该如何回答做一些预案是有必要的。

笔者在"细节决定成败"中已经说了调整状态的重要性。答辩阶段研究生的神经系统处于比较亢奋的状态。这时要特别注意保持平常心，转入适合答辩的精神状态。回答问题的原则是：①直接回答问题，不要绕圈子；②不要与答辩委员辩论，不要"战斗"。可以讲自己的看法，但不能认为自己一定掌握了真理。客观解释、分析和讨论问题，可以坚持自己的观点。回答这类问题要客观平和，要注意方式、方法。

答辩前的最后一搏不是拼力气，是拼智慧、拼准备、拼状态调整，你一定能做好的！

15

再来理解统计中如何将连续变量转换为分类变量

石岩岩　赵一鸣

我们已经和大家探讨过"年龄"是否只能是连续变量这一话题，在做统计分析的时候，类似"年龄"这样的变量，不仅可以按照常规作为连续变量纳入分析，同时，还可以将其合理地转变为分类变量再纳入分析，以成功发掘出那些容易被忽略的真实效应。

相似的问题仍然被反复问起，可能不少研究者对这一问题还不够熟悉，本篇再给大家举一例，以探讨统计中如何将连续变量合理地转换为分类变量。

某医院某科室的研究生要做一课题，拟分析"孕前子宫内膜厚度"对"妊娠发生与否"的影响。很显然，"孕前子宫内膜厚度"是自变量，"妊娠发生与否"是因变量，可能需要用到Logistic回归。那么，大家应该能够想到，在将"孕前子宫内膜厚度"代入模型的时候，除了可作为连续变量，还可分为若干层，成为分类变量。那么，分层时该如何寻找拐点呢？依据文献报道是一种方法，但是已有文献中的拐点可能并不适合您手头的数据。那么，我们用图示直观反映如何寻找数据的关键拐点。

15.1　连续变量样式

$$0 \qquad\qquad\qquad\qquad x \quad (mm)$$

自变量"孕前子宫内膜厚度"本身是一个连续变量，我们用上面这一连续线来表示。如某医师总共收集了100个个案。

15.2 找截点

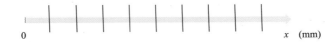

将所有数据按照大小排列，将排列好的100个个案平均分为10组（若想进行更加细致的分析，可以分为更多组），每组10个个案。计算每组的妊娠发生率。

15.3 合并结局发生率相似的组

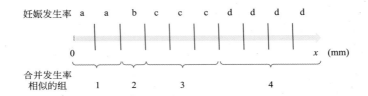

将妊娠发生率相似（差别较小）的相邻组合并成一组。根据实际情况决定合并后的组数，一般建议3～4组。由此，将连续变量转换为分类变量，将结局发生率相似的组认为是一类。

15.4 按照分类变量的要求，将连续变量设置成哑变量纳入模型

这样我们就将原本是连续变量的数据转换为分类变量了。数据需要进行转换的原因是，该连续变量的数据与结局之间并非线性关系，而可能是折线或抛物线等非线性关系。那么，应该直接将连续变量纳入模型进行分析，还是先转换为分类变量？这需要依据数据的实际情况，并结合临床研究的目的进行数据处理和结果解读，以得到对客观世界真实合理的诠释。

16

介绍一款画流程图的软件
——Microsoft Office Visio

陶立元　赵一鸣

在我们日常工作中经常会用到微软Office中的Word、Excel和PowerPoint等软件，可能很多人会忽略Visio这款软件。Visio是一款对复杂信息、系统和流程进行可视化处理、分析和交流的软件。它最早始于由Jeremy Jaech等创立的Shapeware公司开发的一款产品，2000年微软公司收购了它，并将其并入Microsoft Office一起发行。

本文将介绍如何使用它制作我们所需要的流程图。首先是下载和安装Visio软件。正版下载地址为：https://products.office.com/zh-cn/Visio/flowchart-software。

Visio的使用特别简单，跟我们平时用的微软Office的其他软件很类似。下面我们一步步介绍它的使用过程。

16.1　新建一个绘图

在这里您可以选择您需要的图表类型，一般我们做流程图都会选择"基本框图"，如下。

16.2　创建基本框图

16.3　选入基本形状

从左侧的导航栏中您可以选入基本形状，单击鼠标左键并拖入作图区即可，如下。

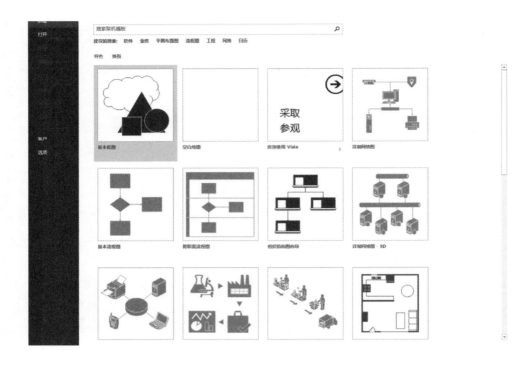

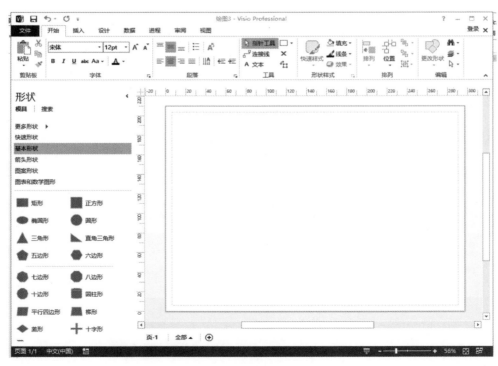

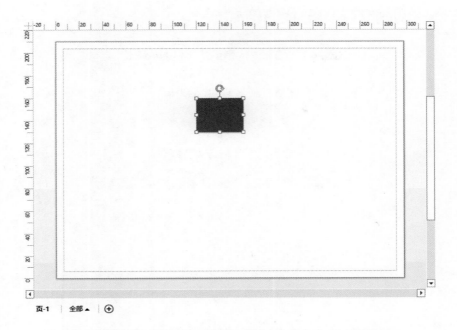

16.4 编辑基本形状

您可以双击被拖入的这个形状，这样您就可以在中间写入文字了。

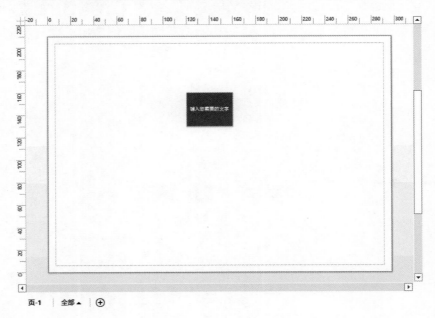

16.5   调整文字和形状的格式

右键单击形状，选择"设置形状格式"就可以轻松编辑格式。

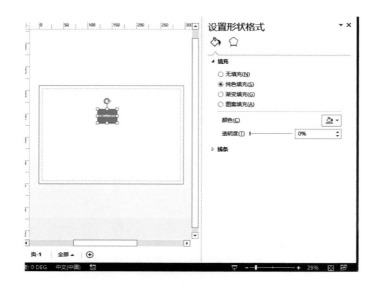

16.6   自动提示形状之间的距离

Visio有着强大的提示功能，您在移动形状位置时，它可以随时提示您形状与形状之间的间距是否相等，这些功能将有助于我们做出一个完美的流程图，如下。

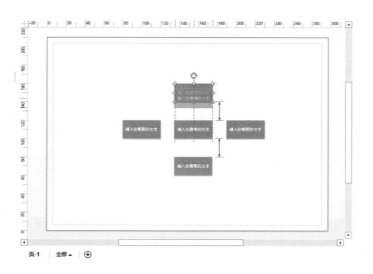

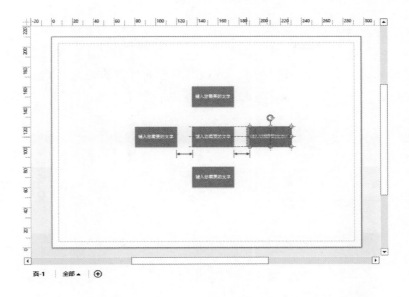

16.7　自由变换的连接线

您只需要在工具栏中单击连接线，在图中您便可以随意构建形状与形状之间的连接方式，同样您双击连接线填上您自己想要的文字，或者右键单击连接线设置连接线的格式（包括线性、颜色、粗细等）。

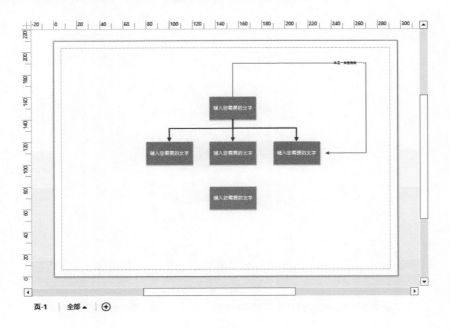

16.8　图形导出

当您做完图之后您可以将其随意存储成您需要的格式。其中".vsdx"格式为使用"Visio"打开的格式，您还可以后续用Visio打开并修改它。

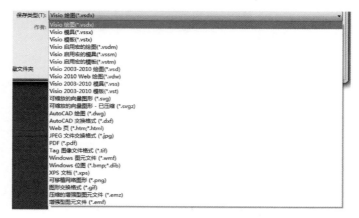

熟悉Visio这个软件之后，您的论文或标书中的流程图会制作得更加快捷和美观。漂亮的流程图也在一定程度上会给您的作品加分。另外，Visio还可以用来做更多的事情，包括机械工程、网络设计、平面设计等，如下。

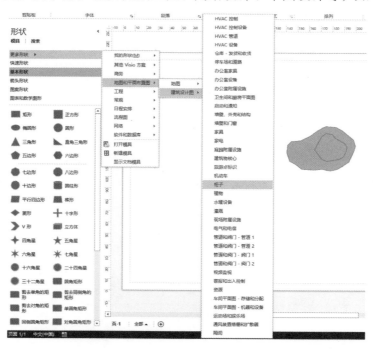

17

那些Kaplan-Meier法中的假设检验方法

曾 琳 赵一鸣

在临床研究的预后研究中，我们常常根据可能影响预后的因素进行分组，通过比较不同组间预后事件发生的差异来推论研究关心的因素是否是与预后有关的因素。预后常常不仅与是否发生预后事件有关，还与预后事件发生的时间有关。比如死亡作为预后事件时，我们不仅仅关心组间死亡事件发生的频率，同时也关心死亡事件发生的早晚。因为，死亡是必然会发生的，但是生存期很重要。

在我们做统计分析时，对这类预后研究我们往往会采用生存分析的模型进行假设检验。一般单因素生存分析常常会用Kaplan-Meier法来比较组间差异。可是当我们要做组间比较时，会发现统计软件中会提供Log-Rank检验、Breslow检验和Tarone-Ware检验这三种检验方法，其中Log-Rank检验在研究报告中最为常见。我们到底应该如何选择呢？今天就来聊聊这三种假设检验方法的差别。

总的来说，这三种假设检验的方法都基于卡方检验，需要计算各观察时间的实际死亡数和预计死亡数，并套用卡方统计量的计算公式。其计算所得统计量同样符合"自由度=组数-1"的卡方分布。但不同的是，每种方法的统计量具体算法不一样。Kaplan-Meier法会根据观察时点（每个病例对应随访时间）顺序，把生存资料从小到大排列来进行分析，根据时间顺序计算实际死亡数和预计死亡数。

Log-Rank检验各时点的权重均为1，就是不考虑各观察时点开始时存活的人数对统计模型的影响。换句话说，每个时点死亡情况的变化对整个模型的贡献是一样的。

  Breslow检验则在Log-Rank检验的基础上增加了权重，并设置权重为各时点开始时存活的人数，也就是开始存活人数多的时点死亡情况的变化对整个模型的贡献较大，而开始存活人数少的时点死亡情况的变化对整个模型的贡献较小。

  Tarone-Ware检验权重的取值方法介于以上两种方法之间，设置权重为各时点开始时存活的人数的平方根。同样是开始存活人数多的时点死亡情况的变化对整个模型的贡献较大，而开始存活人数少的时点死亡情况的变化对整个模型的贡献较小。只是开始存活人数多的时点对整个模型的贡献不如Breslow检验大。

  上面都看不懂？没关系，我们都知道在生存分析里随着观察时间或随访时间的推移，观察时点开始时尚存活的人数会越来越少。因此，相对而言，使用Breslow进行检验，研究开始时（开始存活人数多）组间差异对卡方值的影响更大；而使用Log-Rank进行检验，研究后期组间差异对卡方值影响更大。也就是说，如果生存曲线一开始粘在一起，随时间推移分得越来越开，则Log-Rank检验要比Breslow检验更容易得到"差异有统计学意义"的结论。如果生存曲线一开始相差较大，随着时间推移越来越接近，则Breslow检验比Log-Rank检验更容易得到"差异有统计学意义"的结论。

  下面用一个模拟数据来比较一下：是否淋巴结转移对肿瘤患者生存情况的影响。使用原始数据直接检验，Log-Rank检验、Breslow检验和Tarone-Ware检验的结果基本一致，结论都是"差异有统计学意义"。

  之后，笔者对原始数据做了一点点改动，把随访时间较短的病例中没有淋巴结转移的患者死亡率提高了一点，从生存曲线上看就是两条曲线在观察开始时的死亡情况更相似了。这时，Breslow检验的结果是两组差异没有统计学意义，而Log-Rank检验还是两组差异有统计学意义。

  回到原始数据，笔者这次又修改了随访时间较长的数据，把随访时间长、没有淋巴结转移的患者死亡率提高，从生存曲线上看仅是生存曲线的后面半截两组重合在一起，前面的情况和原始曲线是一样的。这时Log-Rank检验两组差异没有统计学意义，而Breslow检验两组差异有统计学意义。

  结合上面的例子，我们知道了这三种组间比较的假设检验方法其实都是卡方检验，由于Log-Rank检验对所有时点都一视同仁，而一般随着时间变化生存例数是逐渐减少的，所以实质上Log-Rank检验更重视远期效应。Breslow检验以观察时点存活例数作为权重，则相对重视近期效应。而

整体比较

	卡方	df	显著性
Log-Rank (Mantel-Cox)	8.922	1	.003
Breslow (Generalized Wilcoxon)	8.798	1	.003
Tarone-Ware	9.208	1	.002

有无淋巴结转移不同层次的存活分配相等检定

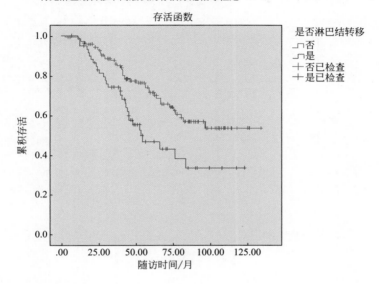

整体比较

	卡方	df	显著性
Log-Rank (Mantel-Cox)	4.489	1	.034
Breslow (Generalized Wilcoxon)	3.367	1	.067
Tarone-Ware	4.000	1	.045

有无淋巴结转移不同层次的存活分配相等检定

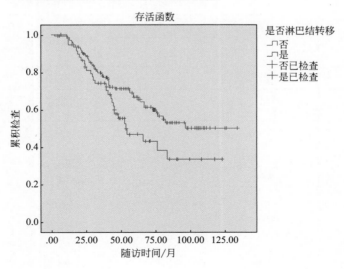

整体比较

	卡方	df	显著性
Log-Rank (Mantel-Cox)	3.442	1	.064
Breslow (Generalized Wilcoxon)	7.043	1	.008
Tarone-Ware	5.867	1	.015

有无淋巴结转移不同层次的存活分配相等检定

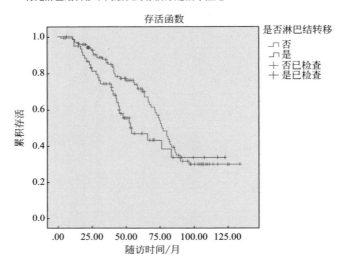

Tarone-Ware检验以观察时点存活例数平方根为权重，结果往往介于Log-Rank检验和Breslow检验之间（总结可参考下表）。我们做生存分析时，应该结合这些检验的结果，统一推断组间生存情况的差异。

Kaplan-Meier 假设检验方法	同		异	
	检验类型	自由度	权重	影响
Log-Rank检验	卡方检验	组数-1	各时点均为1	对远期效应敏感
Breslow检验	卡方检验	组数-1	各时点存活例数	对近期效应敏感
Tarone-Ware检验	卡方检验	组数-1	$\sqrt{各时点存活例数}$	介于两者之间

18

Excel作图如何添加误差线?

王晓晓　赵一鸣

　　误差线是作图中很常见的一个元素,笔者发现有些读者对添加误差线的具体操作不是很清楚,今天我们先讲讲怎么在Excel中添加误差线。
　　首先以Excel 2013的操作为例。

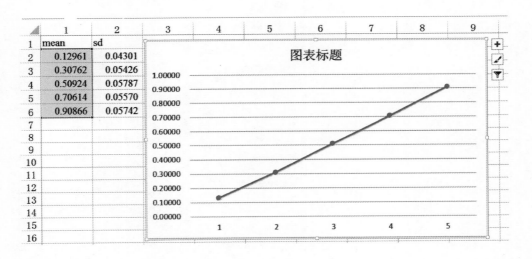

　　·录入数据如图,第一列为均值mean,第二列为标准差sd。
　　·以折线图为例,通过"插入—图表—带数据标记的折线图",即可得到上图。
　　·接下来是比较关键的一步,大家肯定注意到在图表的右上角有"+"的图标,选中该图标,即出现很多可供选择的图表元素,今天我们的主题是误差线,选中误差线,在其右侧提供有标准误差、百分比、标准偏差和更多选项。(当然也可以通过"设计—添加图表元素—误差线"实现。)

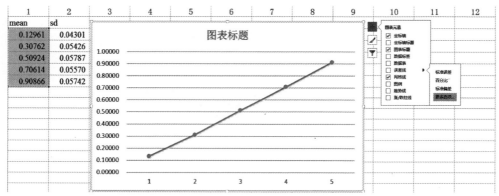

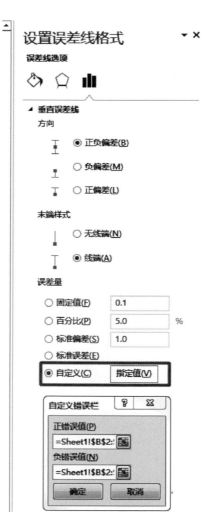

　　如果我们想对误差线进行某些自定义，可选择更多选项进行设置。这里，我们以sd为例简要说明怎么修正误差线。

　　通过自定义，选中指定值，出现"自定义错误栏"，这里我们指定sd为正错误值，同时指定sd为负错误值。当然，有些读者说能不能指定$P_{75}-P_{50}$为正错误值，指定$P_{50}-P_{25}$为负错误值呢？答案是肯定的，这种指定是根据您的实际需要而定的。

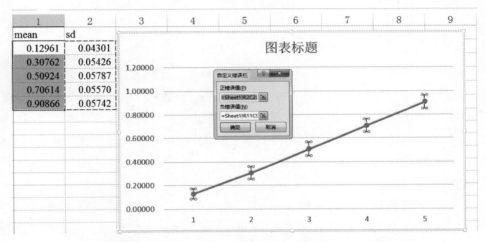

　　另外，我们也将怎么在Excel 2010中添加误差线做一简要阐述。

　　·数据的录入和图形的选择不再赘述。

　　·不同于Excel 2013，Excel 2010 需要通过"布局—误差线"添加误差线。这里同样提供的有标准误差、百分比、标准偏差误差线，以及其他误差线选项。大家可根据需要自行选择，具体可参考Excel 2013的操作。

19

分层随机分组

石岩岩　赵一鸣

　　分层随机分组是实现随机分组的重要方法，分层随机分组，顾名思义，首先对研究对象进行分层，然后在每一层内实施随机分组。那么什么样的临床研究需要用分层随机法对研究对象进行分配呢？当总体样本量小，或者具有某种因素或特征的人群样本量小，而这一因素或特征又是影响研究的关键因素时，需按照这一因素，对样本进行分层，然后再进行随机分组，以保证样本的组间均衡性。

　　举个例子，某随机对照试验拟研究某新药与旧药治疗幽门螺杆菌感染的疗效，按设计要求样本量为100例，而幽门螺杆菌的基因型如CagA是否为阳性可能影响药物疗效。同时，CagA阳性患者在人群中占90%，CagA阴性患者在人群中占10%，那么需对幽门螺杆菌感染患者按照CagA基因型阳性及CagA基因型阴性分为两层，再对各层分别进行随机分组，保证两组间的样本特征维持均衡状态。分层图示如下。

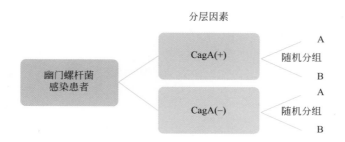

　　如上图，按照CagA基因型的情况，将所有幽门螺杆菌感染患者分为两组，再对各组患者分别进行随机分组，从而保证各组患者的分布在基线水平保持平衡，增强各组可比性，提高研究结果的科学性和真实性。

　　需要指出的是，分层因素不能过多，要选择最主要的因素进行分层，避免造成分组过度的不利情况。对于大规模临床试验，各层的样本量均足够大时，则无需进行分层随机分组，而可以在结果统计时对组间结果进行分层分析。

20

花1.2万元买了张床，觉得赚大了

李　楠　赵一鸣

最近家里装修，在一个高段位销售的推荐下，我买了一张超预算不少的床。但之后引发了我很多思考：从依从性到质量控制再到知情同意的操作；从研究设计的选择到结果解读。总之，给我带来的思考让这1.2万元瞬间变成了小事情。

故事：

没钱还要装修房子，智商不足、冲动有余的我，就背上了这个需要不断冲动消费的巨大包袱。当然，在买家具上面也是如此。

对于买床这件事，我们纠结了很久。虽然每天真正躺在上面的时间常常还不到6个小时，但是还是想能尽量躺舒服点，当然也想让钱包不要瘪得太厉害。所以我们为了买床至少特意或是不特意地转了五六次，而且大致看好了一张5000元左右的床，而且看了不下3次，只需要再考虑一下搭配的床垫类型。就在我们准备离开的时候，经过了一家没什么名气的家具品牌店面，至少我是完全没听说过的。随便进去看了一下，就被一张看上去稍微独特一些的床吸引了，从床垫的类型（分为左右两侧独立床垫的双人床）到外包材料（所谓的超纤皮，其实就是高档人造革）都是我们的首选。就在这时，神一般的销售员出场了！！销售大哥当然会先从产品开始，但是同样身经百战的我们简单表示了对床的赞赏之后，就要转身出门。从这一瞬间开始，销售大哥给我们展示了什么才是真正的销售。他开始强烈要求我们坐下来喝杯水，吃个橘子。毕竟转累了，我们也没有拒绝。然后我们开始闲聊，从工作到车子、到装修，无所不聊。但是奇妙的是，无论哪个话题，这位大哥最后总能仿佛无意间地扯回到床。当然也在闲聊间，让我们从各个方面改变了对床的看法。说实话，销售大哥真的很健谈，经过2个小时的愉快交流之后，我们爽快地买了床，而且决定不会再看其他品牌了。事情也许应该结束了，但是在和同事们聊天之后，我又陷入了思考。我买亏了么？是什么让我的决定发生了变化？这一个让人决定发生变化的过程是不是有什么规律？这些规律对我们的临床研究有没有借鉴意义？

思考1：临床研究的应答率

在临床研究中，我们经常需要经过患者知情同意后才能将其纳入研究对象。因此患者是否听懂了我们的研究，有多少患者愿意参与，直接关系到研究选择偏倚的大小。我们总是希望在符合伦理的前提下，患者的应答率越高越好。为了达到充分告知的目的，在进行知情同意告知和签署的过程之前，会提前准备清晰而精练的文字材料。在进行谈话时，给患者阅读知情同意书并进行简要说明。这就够了么？

让我们想想上面买床的故事，之前没有购买的那么多家具店，对我所做的正是按规定路数说明，最多再加上简单机械的劝说"我们质量很好！给您最好的价格！"但是效果又如何呢？在转过的5次中，平均每次会看3个品牌，总共15个品牌看下来，成功率为0%。

如果我们能像销售大哥一样与研究对象沟通，情形会怎样呢？我想对于多数研究中的研究对象，他们既不需要付出高额的费用，也不会面临巨大的利益损失，肯定会想"我和医师/研究者聊得这么开心，为什么不配合他一下呢？"其实很多情况下，我们是否愿意花时间参与某件事，并不仅仅是通过利益来判断的。这一现象已经在很多行为经济学的实验中被反复验证过了，其中有一些成果甚至是2004年诺贝尔经济学奖研究工作的一部分。因此，改善研究对象的体验，避免机械的知情同意，可能会极大地改善研究的应答率和样本代表性。对于这一点，很多常年和患者沟通的资深护士，在研究中可能会比医师做得更好。

思考2：研究参与者的依从性

这里面涵盖了两部分内容：一方面是研究对象的依从性，在提高应答率的同时，也应该解决依从性的问题；另一方面是参与临床研究的其他研究者，是否按照研究方案严格执行。为了确保研究参与人员能够按方案执行，我们通常会采用两个手段：编写并发放包含诸多说明和SOP的研究者手册；进行统一的研究者培训。根据上面的例子，我们也可以把研究参与者放到消费者的位置上考虑，为了提高其依从性，我们可能还需要考虑除了机械的手册和培训干预外，其他的研究者教育模式。比如更重视体验的情景模拟培训；用引入访谈的方式探讨研究参与者的需求，避免让其白白付出劳动（当研究给他的回报与他的需求不一致时，此时回报并没有实际意义）。通过这样更人性化的培训，笔者猜想具有人性基本特征的研究参与者的依从性会极大地提高。

思考3：研究结果是否被接受，报告的方式很重要

我们通常会认为，医学研究作为科学研究的一部分，任何理念或知识是否被大家接受，只与研究的结论和真实性相关。如果我们有了足够的证据，大家没有道理不接受这一认识。但实际上是这样么？我们看到很多好的结论并不能迅速地应用到临床中，其中有不少结论，虽然研究证据充分，证据等级较高，但是却和大家的常规认识不一致，因此不断有临床专家试图挑战这一结论。

这一情景简直和我看到1.2万元的那张床的时候一模一样。分左右的床垫可能会让人觉得睡在中间会不舒服，超纤皮这种人造材料不环保，这样的概念根深蒂固地存在于我的认识中。当一般的销售人员告诉我"我们经过特殊处理，你睡上去既不会不舒服，也不会中毒"的时候，我根本不会相信他们。而销售大哥则不是，他通过很平常的闲聊，提到了他自己对这些材料的认识，甚至说到了他在其他家具选择中的经验。这些看似无关的背景信息，让我们变得更相信他的专业认识。其次对于这些材料只进行了客观的评价，并让我们亲身尝试，避免了简单重复"舒服、无毒"这两个结论。最终正是这样的过程，成功地让我们接受了"舒服、无毒"这两个被"循证家具制造学"所证实了的结论。

在我们进行循证临床实践，并试图推广自己的研究结论时，是否也可以借鉴他的经验呢？相比一个循证医学专家的娓娓道来，我想没有人会认为祥林嫂一样絮絮叨叨的表述会被人们愉快地接受。

思考4：殊途同归的临床研究

每当销售大哥从我们身上找不到突破口的时候，他都会先放下我们双方紧张的神经，把思绪从当下的话题中转开。而恰恰是在看似无关的谈话中，

既消除了我们的心理防线，又随时可能在谈话中找到新的灵感，总之不要冷场就对了。

同样，临床研究的最终目的应该是解决某一个确切的临床问题。但是在解决这一问题的过程中，我们经历的路径可能并不一致。有的时候实在无解，不妨考虑换换思路。多看看其他的研究，或者开始一个可能存在某些联系课题。一方面不要让自己闲下来，保持大脑不断思考，至少是在我们的困难周边探索；另一方面也可能在其他研究甚至是他人的研究中突然找到可供借鉴的方法和结论。总之，多思考，即便找不到答案也保持知识的更新，总是能碰上机会的。而一旦停下来，再启动就难了。

买了一张床之后，之所以会想这么多，首先肯定有一条最重要的原因：在我内心深处觉得这个价钱贵了。但是当我反复思考之后，得到的这些想法是不是真的有价值呢？也许对我个人而言，有价值但价值有限。如果这样还是亏的话，我想当我把这些思考写下来，并且传递出去的时候，总会有人能从中找到灵感。那时，这张床可能带来的间接收益就被放大了很多。

21

关联分析在临床研究中的潜在价值

张 华 赵一鸣

　　看到这个题目，也许我们首先想到的是相关分析，今天给大家介绍的关联分析与相关分析是不同的。相关分析（包括Pearson相关、Spearman相关）是研究一个变量随另外一个变量变化的情况，如两个变量是正相关，我们认为随着一个变量的升高，另外一个变量也升高。而关联分析则是用于发现隐藏在大数据中令人感兴趣的联系，描述了一个事物中某些属性同时出现的规律和模式。

　　网购已经成为我们生活的一部分。在网购时，我们有时候会发现，当购买或者搜索了一个商品后，网站会自动推荐一些相似或相关商品。这些推荐是根据很多算法推算出来的，其中很重要的一种方法就是关联分析。比如某超市对购物的小票进行研究，然后把尿布与啤酒这两种风马牛不相及的商品摆在一起。但这一奇怪的举措居然使尿布和啤酒的销量大幅增加了。这可不是一个笑话，而是一直被津津乐道的发生在美国沃尔玛连锁超市的真实案例。原来，美国的妇女通常在家照顾孩子，所以她们经常会嘱咐丈夫在下班回家的路上为孩子买尿布，而丈夫在买尿布的同时又会顺手购买自己爱喝的啤酒。正是基于这种理论，无论是超市还是大型购物网站，都会基于关联分析进行商品摆放和推荐。

　　关联分析的理论其实很简单，就是发现存在于大数据中的关联性或相关性，比如在上面例子中，哪些商品频繁地被顾客同时购买，这种关联的发现可以帮助零售商制订营销策略。通过关联分析可发现"由于某些事件的发生而引起另外一些事件的发生"之类的规则。如"67%的顾客在购买啤酒的同时也会购买尿布"，因此通过调整啤酒和尿布的货架摆放或捆绑销售可提高超市的效益。

货架	商品
1	面包，牛奶
2	面包，尿布，啤酒，鸡蛋
3	面包，尿布，啤酒，可乐
4	面包，牛奶，尿布，啤酒
5	面包，牛奶，尿布，可乐

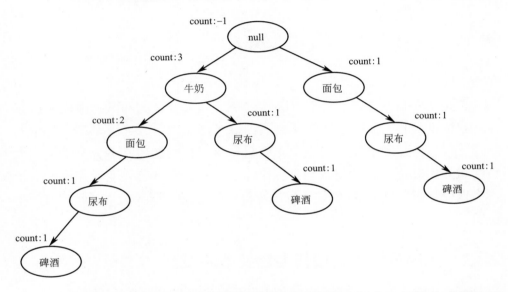

近些年来，有些研究将关联分析应用于医药卫生行业，并认为在卫生系统中应用关联度进行分析并将其与相关分析进行比较，有助于对卫生系统内部各因素之间的关系进行恰当分析，从而为各层次的决策提供准确客观的依据。关联分析在遗传分析、分子生物学、诊断以及中医药研究中应用较多。未来将是大数据时代，而医药的大数据将是更大的数据集，关联分析可用于相关分析。例如在中药配伍的研究中，可以将老中医的药方与相应的疾病进行关联分析，找出相关疾病最常用的配伍。在诊断研究中，可以将相关症状、检验结果与相关疾病进行关联分析，找出某疾病最常伴随的症状、检验结果、相关疾病、生活习惯等，从而为诊断提供参考依据。

22

二元Logistic回归中自变量的处理和解读（一）——无序多分类变量的处理

李　楠　赵一鸣

　　二元Logistic回归常用于解决结局是二分类变量的问题，在实际进行Logistic回归的过程中，我们还会遇到很多现实问题，尤其是在自变量的处理上经常拿不准。比如自变量是否只能是二分类变量？多分类变量作为自变量如何处理？连续变量是否可以作为自变量？多分类变量和连续变量作为自变量时，结果OR值如何解读等等。接下来几期我们就对此进行简单说明。

22.1　无序多分类变量作为自变量的设置

　　所谓的无序多分类变量，通常是指变量有多种情况，但各种情况的赋值间不存在大小上的差异。比如用数值代表患者的居住地（1=北京，2=上海，3=广州，4=成都……），此时数值的大小并没有实际意义，因此我们需要考虑设置哑变量。在SPSS中，并不需要手动生成哑变量，而只是简单地在Logistic回归的"分类"选项中进行设置就好了。

　　举个例子：我们希望探讨教育程度、家庭收入、居住地这三个因素（自变量）是否与患者脱落（因变量）之间存在关系。在建立Logistic回归模型分析的时候，我们会这样引入变量。

22.2　变量筛选方法

　　我们选择向后的方法，其中"地址"变量是无序多分类变量。我们要通过上面对话框右上角的"分类"选项将其转换为哑变量。

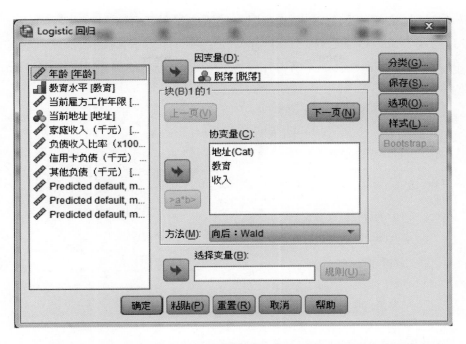

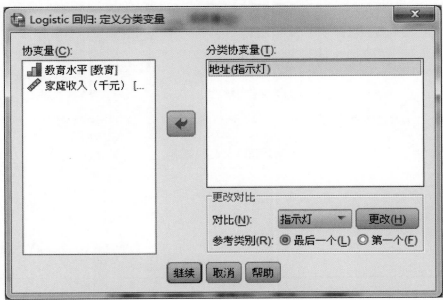

　　如图所示，将地址变量选中，之后通过中间的方向符号将其移到右边的"分类协变量"区域。下面"更改对比"框中的"对比（N）："可以选择"指示灯"或是"简单"，参考类别选择任意一个即可。点击继续，地址变量就已经成功被标记为按哑变量处理了。这一步骤对于无序多分类变量可以说是必选项，否则SPSS会认为我们的数据数值之间存在大小的差异，比如2比1大1个单位，4比1大3个单位……导致出现错误的分析结果。

同样别忘了在选项中选择输出OR值的可信区间，如下图。

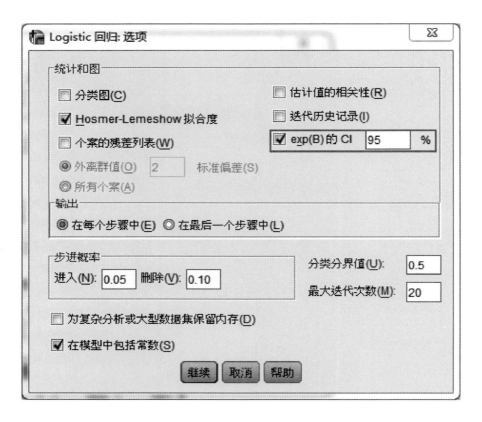

22.3 结果解读

Hosmer-Lemeshow 检验

步长（T）	卡方	自由度	显著性
1	9.279	8	.319

从Hosmer-Lemeshow检验看，模型的拟合还是不错的，$P > 0.1$。
再看模型中的变量：

方程式中的变量

		B	S.E.	Wald	自由度	显著性	Exp（B）	95% C.I.用于 EXP（B）	
								下限	上限
步骤1	地址			8.759	3	.033			
	地址（1）	-.882	.333	6.992	1	.008	.414	.215	.796
	地址（2）	-.862	.335	6.636	1	.010	.422	.219	.814
	地址（3）	-.961	.336	8.198	1	.004	.382	.198	.738
	教育	.323	.094	11.893	1	.001	1.381	1.149	1.659
	收入	-.007	.003	5.591	1	.018	.993	.987	.999
	常量	-.473	.342	1.911	1	.167	.623		

我们看到，模型中有4个地址变量：地址、地址（1）、地址（2）和地址（3）。它们在结果输出中占了4行。其中第一行是参考类别，也就是我们在"分类"选项中选择的"最后一个"或是"第一个"。在这个例子中，我们选择的是最后一个，也就是"地址"变量中"4"对应的地址。具体对应关系如下。

参考类别	原始赋值	对应结果
最后一个	1	地址（1）
	2	地址（2）
	3	地址（3）
	4	地址
第一个	1	地址
	2	地址（1）
	3	地址（2）
	4	地址（3）

我们看到在"地址"对应的一系列哑变量中，参照组是没有参数估计和 OR值［Exp（B）］的。原因很简单，参照嘛，本身就是被别人比的，OR自然也应该是1。其实在Logistic回归中，我们可以把参照组想象为其他哑变量［地址（1）~（3）］的共用"0"。

也正因此，地址（1）~地址（3）的OR值，其意义也是：当患者来源于"地址（1）"时，其脱落的风险是患者来源于"地址"（此处为参照项）时的多少倍。

23

二元Logistic回归中自变量的处理和解读（二）——有序多分类变量的处理

李　楠　赵一鸣

有序多分类变量是很常见的变量形式，通常在变量中有多个可能会出现的取值，各取值之间还存在等级关系。如高血压分级（0=正常，1=正常高值，2=1级高血压，3=2级高血压，4=3级高血压）、尿蛋白水平（0=-，1=±，2=+，3=++，4=+++）等。与无序多分类变量不同，有序多分类变量的各个选项直接呈现递增或递减的关系。

当Logistic回归需要将有序多分类变量代入自变量X时，我们如何处理呢？通常大家会习惯性地将有序多分类变量直接代入。这当然不是不对，但是有个前提条件，就是该有序多分类变量每改变一个单位的时候，结局风险增加倍数相同。

23.1　每改变一个等级，对结局贡献相同或相似时

上面的标题听起来不大好懂，但是可以简单地用个例子和图表示一下。比如我们关心研究对象是否接受治疗，也就是在研究对象中，有一部分人出现了"接受治疗"这个结局。可能影响结局的变量之一是教育程度。

我们看图说话，教育程度每增加一个水平，"接受治疗率"提升的百分比相近。"高中"是"未完成高中"治疗率的1.4倍；"大专及以上"是"高中"治疗率的1.4倍。换句话说也就是教育程度只要提高一个水平，不管从哪一个等级提升，对结局发生概率的影响都是相当的。（当然，在这里我们没有考虑其他因素的影响。）

此时我们通常直接把有序多分类变量代入Logistic回归模型，而不对变量进行额外设置。结果解读也和连续变量差不多。

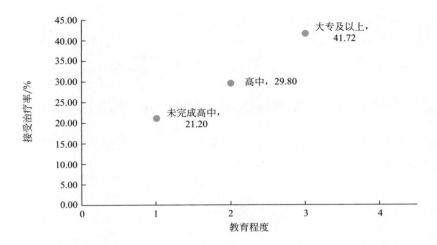

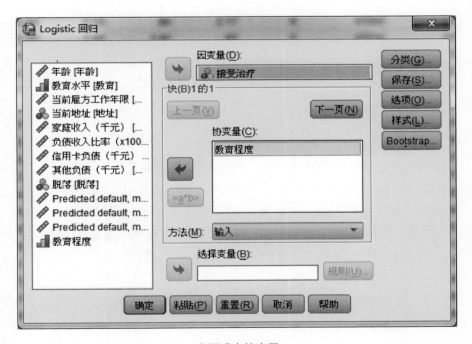

方程式中的变量

		B	S.E.	Wald	自由度	显著性	Exp(B)
步骤1[a]	教育程度	.476	.120	15.760	1	.000	1.609
	常量	−1.792	.219	66.692	1	.000	.167

a.步骤1：[%1：，1：]

教育程度还是有统计学意义的，我们试着解释一下OR值［Exp（B）］。此处，我们认为只要是教育程度相差1级，那么出现"接受治疗"这一结局的概率就增加到1.609倍，相差2级概率就为1.609的2次方倍。

23.2　同样间隔的不同等级间，效应不一致时

同样的例子，如果同样相差一个等级，结局发生概率的增加倍数不一样。比如我们把上面的例子改成下面这样。

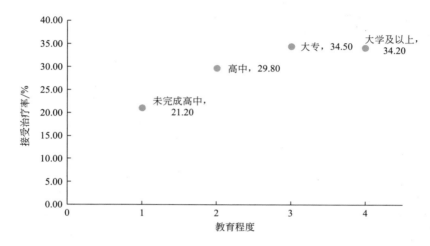

同样是有序多分类变量，从"未完成高中"到"高中"改变了1，结局发生概率升到1.41倍；从"高中"到"大专"改变了1，结局发生概率升到1.16倍；从"大专"到"大学及以上"也是改变了1，结局发生概率为之前的0.99倍。可见此时每升高一级，接受治疗的发生率提高的倍数并不一致。如果按照最开始的方法直接把多分类变量代入模型，得到的结论就有问题了。

此时，可选的做法有几个，如果在各等级间，邻近等级的改变完全不增加结局的风险，则可以简单粗暴地把相近的几个级别合并。

当然还有更细致的办法，就是把有序多分类变量按哑变量处理，各级别都和其中某一个级别进行比较。过程如下。

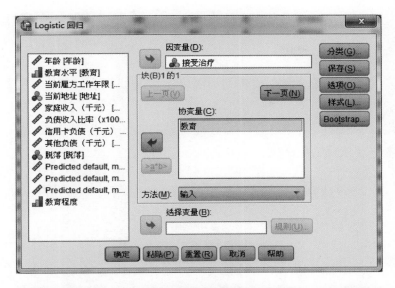

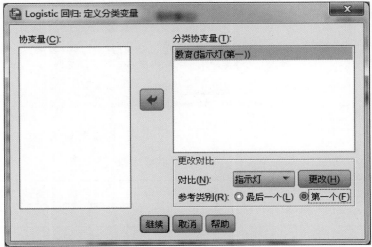

方程式中的变量

	B	S.E.	Wald	自由度	显著性	Exp（B）
步骤 1ª 教育程度			.462	3	.927	
教育程度（1）	.126	.194	.418	1	.518	1.134
教育程度（2）	.022	.271	.006	1	.936	1.022
教育程度（3）	.107	.347	.094	1	.759	1.112
常量	-1.359	.116	138.199	1	.000	.257

a.步骤1：[%1：，1：]

23.3　与结局不成线性关系时，无序多分类变量效应拐点的探索

探索的方法有很多种，首先可以参考的就是我们讲过的连续变量的处理方法。

在用Logistic回归处理有序多分类变量时，还有更简化的方法，就是在这个步骤中，选择特定的对比方法。

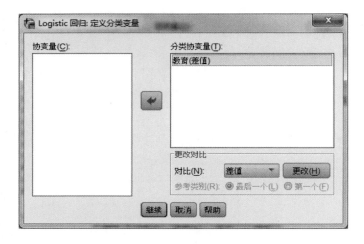

当在对比中选择"差值"方法时，会产生如下结果。

方程式中的变量

	B	S.E.	Wald	自由度	显著性	Exp（B）
步骤1ᵃ 教育程度			.462	3	.927	
教育程度（1）	.126	.194	.418	1	.518	1.134
教育程度（2）	−.041	.264	.024	1	.877	.960
教育程度（3）	.057	.344	.028	1	.867	1.059
常量	−1.296	.113	131.061	1	.000	.274

a.步骤1：［%1：，1：］

此处每个教育程度水平的*OR*值不再是和第一个或最后一个水平进行比较，而是直接和前一个水平进行比较。比如"教育程度（2）"对应的*OR*值为0.96，其含义是指其出现结局事件的概率是"教育程度（1）"的0.96倍。

若某个水平的OR值与其他水平OR值相差过多，意味着从临近水平进入这一水平这"1个"改变量，带来的效应与其他水平不一致，提示此处可能为效应拐点。

我们还可以选择"Helmert"选项，此时为每个教育水平与之前所有水平总体的比较。其他各选项的解释可以参考张文彤编写的《SPSS统计分析高级教程》Logistic回归的章节。

24

二元Logistic回归中自变量的处理和解读（三）——连续变量的处理

李　楠　赵一鸣

　　我们在之前的文章中介绍了Logistic回归中二分类变量和多分类变量的处理。在Logistic回归可能出现的变量类型中，还剩下连续变量没有讨论，今天就和大家一起看看，当我们遇到连续变量时，应该怎样分析。

　　其实连续变量如何处理的问题，我们在《年龄只能是连续变量么》中已经进行过简单讨论，本期的大致观点与当时相近，只是结合Logistic回归的特点，按照实际分析的思路进行进一步阐述。

24.1　分析思路的讨论

　　很多朋友在进行Logistic回归分析的时候，遇到连续变量会有两种常见的处理方式。

　　（1）直接将连续变量代入模型。如果从理论上讲，当变量与结局的关系确实为简单的线性相关时，确实可以这么做。但是从我们的经验看，多数情况下直接这么操作的话，会错过很多信息。

　　（2）直接按照临床意义、常规认识划分为二分类（是/否）或有序多分类变量（如疾病分级），看起来似乎比较合理，结果的临床意义也更加明确了（等级之间的变化更容易被临床解释，比如血压从Ⅱ级升高到Ⅲ级，似乎比血压升高1kPa的意义更容易理解）。但是使用既定的认识将数据简化，似乎又漏掉了发现新规律的机会。毕竟对于我们自己的数据和人群，未必就是按照常规认识在发生着变化的。

　　因此，对于连续变量，我们建议的分析思路如下。

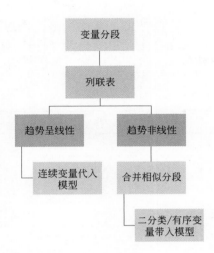

24.2 一切从认识连续变量与结局变量的关系开始

决定如何对待连续变量，首先需要了解连续变量与结局的关联。对此，我们通常会尝试将连续变量划分为有序变量，然后再用列联表的方法进行观察。在此，收入水平、年龄、负债率这几个变量是连续变量。

（1）让我们先从负债率入手吧。负债率是0～100%的数值，暂且让我们以5%为一层，将负债率划分为有序多分类变量看看。

		脱落			
		否		是	
		计数	行N%	计数	行N%
debg2	.00	152	89.9%	17	10.1%
	5.00	189	81.8%	42	18.2%
	10.00	105	71.9%	41	28.1%
	15.00	49	53.3%	43	46.7%
	20.00	18	52.9%	16	47.1%
	25.00	1	5.6%	17	94.4%
	30.00	3	42.9%	4	57.1%
	35.00	0	0.0%	2	100.0%
	40.00	0	0.0%	1	100.0%

我们看到，随着负债率的增加，患者脱落比例也在持续增加。但是当负债率大于25%的时候，由于每层患者例数都很少，让结果变得不那么稳定了，但是总的来看，还是负债率越高，患者越倾向于脱落。因此在这里，我们可以首先尝试将25%以上负债率合并为同一层，结果如下。

	脱落			
	否		是	
	计数	行N%	计数	行N%
debg3 .00	152	89.9%	17	10.1%
5.00	189	81.8%	42	18.2%
10.00	105	71.9%	41	28.1%
15.00	49	53.3%	43	46.7%
20.00	18	52.9%	16	47.1%
25.00	4	14.3%	24	85.7%

我们来看看随着负债率的升高，脱落率是如何变化的。

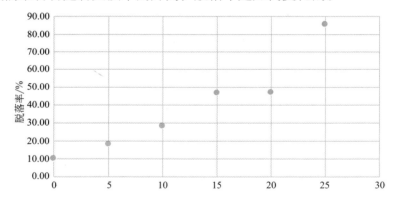

除了15%～20%这一层，似乎脱落率在每层之间都按照相似的比例增长，近似于Logit转换之后的分布。

因此，对于负债这一指标，我们可以将其作为连续变量直接代入模型。其实更简单地看，如果几个数据点间为等比数列，那么我们就可以将其当作连续变量代入模型，否则就需要做其他考虑了。

（2）接着让我们对收入进行处理。我们按照1000为一个收入段，将收入变为有序分类变量。1000这个层实在太小了，所以我们会看到很多类别，千万别被吓到。我们通过设定表就可以得到每层中脱落患者的比例。

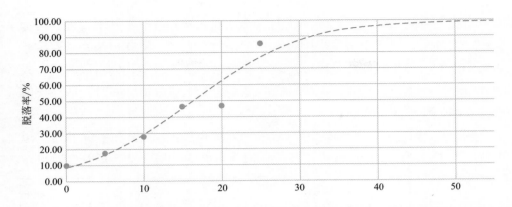

		脱落			
		否		是	
		计数	行N%	计数	行N%
incomeg	1.00	47	58.8%	33	41.3%
	2.00	139	68.8%	63	31.2%
	3.00	104	81.3%	24	18.8%
	4.00	60	72.3%	23	27.7%
	5.00	43	76.8%	13	23.2%
	6.00	38	86.4%	6	13.6%
	7.00	24	75.0%	8	25.0%
	8.00	15	83.3%	3	16.7%
	9.00	7	77.8%	2	22.2%
	10.00	10	90.9%	1	9.1%
	11.00	9	100.0%	0	0.0%
	12.00	6	75.0%	2	25.0%
	13.00	2	66.7%	1	33.3%
	14.00	3	100.0%	0	0.0%
	15.00	2	100.0%	0	0.0%
	16.00	1	100.0%	0	0.0%
	17.00	1	50.0%	1	50.0%
	18.00	1	100.0%	0	0.0%
	19.00	1	100.0%	0	0.0%
	22.00	0	0.0%	2	100.0%
	23.00	1	100.0%	0	0.0%
	24.00	2	100.0%	0	0.0%
	25.00	1	100.0%	0	0.0%
	44.00	0	0.0%	1	100.0%

083

当我们看到这个表的时候，我们就会发现这样分层似乎并不合理，因为实在是太细了，以至于很多层中只有寥寥一两个患者，实在无法判脱落率是如何变化的。但是我们还是可以发现一些线索，从上表中我们可以看出收入的分布，1~6的例数较多，例数分布看上去近似正态分布。同时，从1~6似乎脱落率是在逐渐下降的。

然而从7开始，患者例数急剧减少，数据开始变得不那么稳定了。10以上就更少了。所以我们可以先试着把10以上合并为一层，然后再看看规律。

	脱落			
	否		是	
	计数	行N%	计数	行N%
incomeg2　1.00	47	58.8%	33	41.3%
2.00	139	68.8%	63	31.2%
3.00	104	81.3%	24	18.8%
4.00	60	72.3%	23	27.7%
5.00	43	76.8%	13	23.2%
6.00	38	86.4%	6	13.6%
7.00	24	75.0%	8	25.0%
8.00	15	83.3%	3	16.7%
9.00	7	77.8%	2	22.2%
10.00	40	83.3%	8	16.7%

这不，合并之后数据似乎稳定一些了。我们郁闷地发现，似乎脱落率并没有随着收入的增加而持续变化。真实的变化规律是，在1~3随着收入的增加脱落率迅速下降，而3以上的收入水平中，脱落率几乎没什么太大变化。

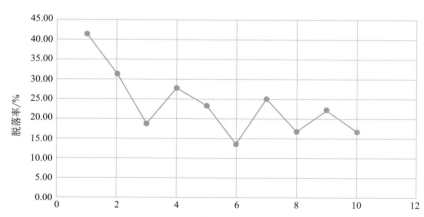

因此，好的做法是将收入这个连续变量变为有序多分类变量，级别定为3个即可。1就是收入1，2为收入2，3则代表≥3的所有收入水平。然后参照有序多分类变量的处理方式进行分析。

当然，如果最后分类出来只有两个水平的话，那就当作二分类变量好了。

24.3　最后的"废话"

其实，连续变量虽然信息量很大，但是有时候这些信息量并非都具有临床实际意义。在我们分析的时候，如果一味追求信息量，而忽略了数据背后真实的规律，则会与很多新的发现擦肩而过。正确的做法是先通过最简单的描述来探索连续变量与结局间的可能规律，再进一步进行Logistic回归分析。

当然，本例子并没能说明所有问题，有的时候由于一些其他因素的作用，改变了自变量与结局间的关系，这时我们可能就需要做更复杂的前期分析来初步探讨自变量的效应了。

25

为什么我们需要了解NNT？

曾 琳 赵一鸣

对循证医学熟悉的各位一定对NNT不陌生。所谓NNT就是"number needed to treat"，即需治疗人数。从字面上理解这个NNT并不容易。什么是需要治疗人数呢？是说患病的人数么？还是能治好的人数？今天来说说NNT是什么，分析一下它到底有什么用。

首先我们来看看NNT的概念：NNT是指避免1例不良结局的发生或得到1例有益结果需要治疗的病例数。它是治疗特异性指标，用来描述治疗组与对照组在获得某个特定临床结局上的差异。

在治疗性研究中，我们常常用相对值来表达疗效，比如RR值（relative risk）通常指示的是试验组的不良结局发生率与对照组的比值。下面我们举个例子，通过对比RR值和NNT来掌握两者的含义。

假设有一个RCT研究比较试验抗高血压药和安慰剂对脑血管事件的预防效果。研究结果如下四格表。

	脑血管事件		脑血管事件发生率
	发生	未发生	
试验组	5	9995	0.05%
对照组	50	9950	0.5%

根据四格表我们可以计算RR值：$RR=0.05\%/0.5\%=0.10$，也就是试验组脑血管事件发生率是对照组的10%。从RR值（相对效应）看来，试验药能有效预防脑血管事件的发生。但是如果我们再想深入些，就发现不是这么回事了。我们来算算绝对危险度减少值ARR（absolute risk reduction）。ARR=对照组脑血管事件发生率–试验组脑血管事件发生率$=0.5\%-0.05\%=0.45\%$。也就是说使用试验药脑血管事件发生率只

比对照组降低0.45%。那么NNT怎么计算呢？因为NNT是避免1例不良结局的发生需要治疗的病例数，所以NNT=1/ARR，这个例子中，NNT=1/0.45%≈222。也就说为了减少1例脑血管事件的发生我们需要用试验药治疗222例高血压患者；或者说我们用试验药治疗222例高血压患者才能避免1例脑血管事件的发生。

在这样的情况下，如果大家是高血压患者，你会买这个药么？222例吃药的人中只能避免1例发生脑血管事件，也就是说有221人是不能避免的。要是我可能就不吃这个药了。

可是聪明的研究者深挖了一下这个数据，发现在高血压人群中有部分是中重度高血压，中重度高血压者应用这个药物的结果如下。

	脑血管事件		脑血管事件发生率
	发生	未发生	
试验组	3	597	0.5%
对照组	30	570	5%

在中重度高血压患者中脑血管事件的RR值=0.5%/5%=0.10，和总高血压人群一样，但是NNT呢？NNT=1/ARR=1/（对照组脑血管事件发生率–试验组脑血管事件发生率）=1/（5%–0.5%）=22。也就是说在中重度高血压患者中只要用试验药治疗22人就有1例可以避免脑血管事件的发生。在这种情况下，估计大多数人都会选择吃试验药。

总结一下，RR值是率比，反映的是相对风险，通常表达为风险增加RR倍；而NNT则和绝对风险相关，是率差的倒数，说明的是为了避免1例不良事件发生需要治疗多少患者。NNT相对来说更为直观、易懂，而且更便于我们做出医疗决策。第一个四格表和第二个四格表在RR值相同的情况下，NNT相距甚远，其实就是因为脑血管事件的发生率在第一个人群中低，在第二个人群中高，所以我们会做出不一样的医疗决策。所以，我们今后在读治疗性研究的论文时，除了要了解相对疗效（RR值）外还要考虑一下干预措施的NNT，便于我们做出正确的临床决策。

26

"精准医学"如何在临床研究领域
"落地"？

赵一鸣

2015年1月，美国总统奥巴马在国情咨文中提出"精准医学计划"，以生物医学研究成果为基础，以癌症等疾病的治疗为目标，开展针对个体的"精准医学"，这一动态值得关注。

据报道，科技部和原国家卫生计生委已组织专家对"精准医学"进行了研讨，有可能将"精准医学"作为我国近期医学研究的重要方向。我们如何看待"精准医学"？在医学领域中除了美国"精准医学计划"涉及的内容外，是否还有重要的领域可以开展"精准医学"研究？下面谈一点个人看法，供大家讨论。

"辨证施治""个体化诊疗"始终是临床实践的主旋律。无论有多少新概念炒作，"找不到两位相同患者"的现实使我们在临床实践层面必须面对患者的特殊性，其诊断和治疗必须个体化，才能保证医疗质量和医疗安全。以群体研究为主流的现代临床研究是过渡到个体化诊疗的中间过程，其最终目标是走向"精准医学"，即个体化诊疗。

现阶段临床研究以群体研究为主体的现象有其存在的客观背景，即患者各不相同，在无法穷尽个体特点归纳总结的情况下，先解决共性规律的归纳总结，群体研究方法可以做到这一点，所得研究结果可以在相似的人群中验证，其科学性得到学术界公认，成为临床医学的基石。共性规律与个体特点的归纳总结是一对矛盾，表面上直接对立不可调和，但操作层面存在过渡和磨合的机会。

以临床治疗性研究为例，规范化治疗在临床取得很大成功，许多患者由此获益，医疗质量和医疗安全得到保证。我们在临床实践中发现，规范化治疗可以使多数患者获益，但疗效因人而异，可以依据疗效将患者分为三组：疗效特别好的、疗效比较好的和疗效较差甚至无效的。患者对治疗的反应在某些治疗中个体差异不大，而在另一些治疗中个体差异很大，后者给"精准医学"的临床研究提供了机会。如果能将疗效最好的患者事先识别出来，使治疗方案精准到每一位患者，为他们提供最适宜的治疗，那么提高疗效的结果将显而易见。未被选中的患者可以选用其他治疗方案，我们通过不断研究探索将形成一套针对不同患者的一组治疗方案。"精准医学"在临床治疗性研究中大有可为。在临床研究领域，"精准"是相对的，是大群体中的小群体，采用相对个体化的技术路线。

将相对个体化的技术路线在临床治疗性研究中"落地"是"精准医学"在临床研究中应用的一个方面。临床研究其他方面能否引入"精准医学"的概念，如何开展相应的研究，通过"精准"如何产生实质性临床获益，是下一步临床研究方法学研讨的重点，大家可以对此展开思考和讨论。

27

直觉可能会误导我们—— 一个简单的概率推导

陶立元　赵一鸣

数学是一门确定的科学，它的美在于任何一位理智的人都会对某一数学陈述给出明确的答案，比如：± 2是方程$x^2-4=0$的两个实数解，又如$2+3=5$。没有任何一门学科能够享受这种奢华的肯定性。

在现实生活中，偶然事件扮演着重要的角色，当数学遇到了偶然，便催生了概率论。下面我们来看一个概率论的问题。

问题：假设有n个人参加聚会，其中至少有两个人生日相同的概率P（A）是多少呢？（条件是一年有365天，每个人的生日随机发生在一年中的某一天。）

简单的解法是我们把n个人所有可能的生日组合都列出来（它等于365的n次方），然后找出其中至少有两个人生日相同的个数，再除以总个数就可以得出概率P（A）。显然这样算是十分困难的。

那我们不妨换一个思路，我们求这n个人中大家生日都不相同的个数，它等于$365 \times 364 \times 363 \times \cdots\cdots \times$（$365-n+1$）。为什么是这样呢？因为第1个人的生日有365个选择，第2人为了和第1个人生日不一样就只有364个选择了，依此类推。

获得了上面的结果，我们就可以算出：

$$P(A)= \frac{\text{所有生日组合} - \text{没有相同生日的组合}}{\text{所有生日组合}}$$

$$= \frac{365^n - 365 \times 364 \times \cdots \times （365-n+1）}{365^n} = 1 - \frac{364}{365} \times \frac{363}{365} \times \cdots \times \frac{365-n+1}{365}$$

用现实来理解一下那个公式，假如有366个人，那么必定有两个人的生日相同，概率为1，如果只有2个人，公式得出概率为1/365，当然是正确的。

这样题就解完了，但是有一个有趣的事情是：当n≥23时，至少有两个人生日相同的概率就大于50%，当房间里有70个人时，那么至少有两个人生日相同的概率就会达到99.9%。

回想一下，在你大学的班级里有多少人错过了一段"同日生"的缘分呢。

为什么会是上面的结果呢？我们不妨来把n和P（A）做个图看看。

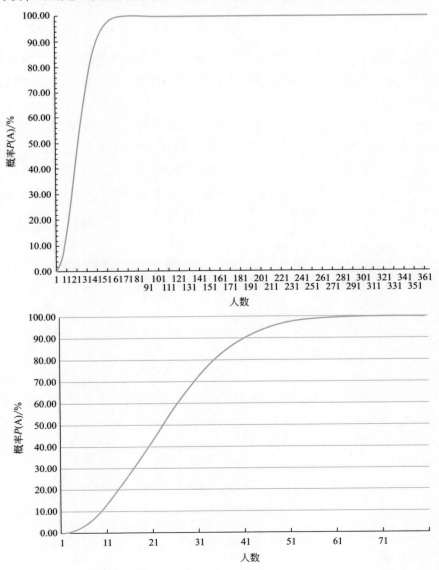

28

卡方检验

石岩岩　赵一鸣

　　有不少临床医师问及一个问题：想分析两个不同的患者群体中某病毒感染率的区别，能做吗？两组的感染率只有两个数值，怎么比较有没有统计学差异呢？

　　答案是肯定的。虽然是比较两个率，但是原始数据呢？原始数据肯定是群体1中有感染者n_1人，有未感染者m_1人，群体2中有感染者n_2人，有未感染者m_2人。这样大家都明白了，可以采用卡方检验进行比较。这是卡方检验最常见的用途：分析某无序分类变量（infection）各水平在两组或多组间的分布是否一致。以2×2四格表为例，数据视图如下。

	group	infection	weight
1	1	0	30
2	1	1	20
3	2	0	40
4	2	1	10

　　首先在"数据"中选择"加权个案"。如果数据以单个样本的原始数据形式展现，而未进行计数，则无需加权，如下图。

　　然后按照下列操作进行分析。

　　接着点击"Statistics …"，选择"卡方"。

　　当两组总样本量＜40时，需选择"精确"。本例中两组总样本量$n=100$，故无需选择此项。

　　得到结果如下。

➡ 交叉表格

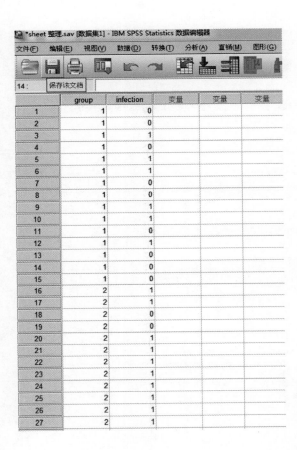

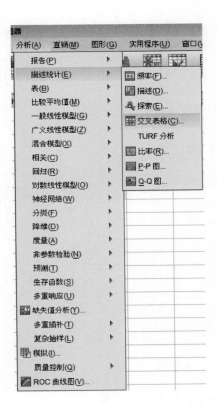

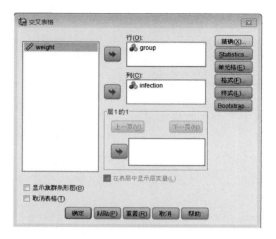

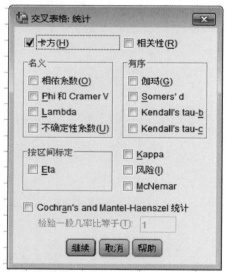

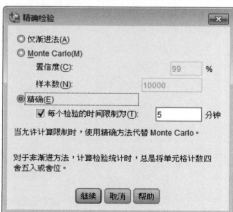

个案处理摘要

	个案					
	有效		缺失		总计	
	数字	百分比	数字	百分比	数字	百分比
group*infection	100	100.0%	0	0.0%	100	100.0%

group*infection交叉表

计数

		infection		总计
		0	1	
group	1	30	20	50
	2	40	10	50
总计		70	30	100

卡方检验

	值	自由度	渐近显著性（双向）	精确显著性（双向）	精确显著性（单向）
皮尔逊卡方	4.762[a]	1	.029		
连续校正[b]	3.857	1	.050		
似然比（L）	4.831	1	.028		
Fisher精确检验				.049	.024
线性关联	4.714	1	.030		
有效个案数	100				

b 0个单元格（0.0%）具有的预期计数少于5，最小预期计数为15.00。
a 仅为2×2表格计算。

结果中的第三个表格即为卡方检验结果，具体统计结果的选择原则如下。

（1）对于2×2四格表

① 当两组总样本量$n \geq 40$，且所有单元格的期望计数（理论数，T）≥ 5时，选择Pearson卡方（第一行）；若所得$P \approx 0.05$时，用Fisher精确检验（第四行）。

② 当$n \geqslant 40$且$1 \leqslant T \leqslant 5$时，用连续校正。

③ 当$n < 40$或$T < 1$时，用Fisher精确检验。

（2）对于多行多列表，直接用Fisher精确检验

此外，卡方检验还可用于分类变量间关联程度的测量、Kappa一致性检验和配对卡方检验以及分层卡方检验。卡方检验是一种用途很广的假设检验方法，统计分析常常用到。您的问题是否能够通过卡方检验来解决呢？

29

回归分析中自变量的选择问题

张　华　赵一鸣

　　回归分析是我们经常用到的分析方法，在非RCT的研究中，如果没有做回归分析，可能会让杂志编辑觉得论文水平非常低。因此在咨询过程中，很多人拿着数据咨询怎么做回归分析。而做回归分析时因变量一般是明确的，存在比较多的一个问题是：哪些变量应该选入方程模型？有什么原则？对于上面这个问题，有人认为单因素分析时$P < 0.05$的变量应该选入。这个观点有其合理之处，但不全面。

　　在回答这个问题之前，需要明确三个问题。第一，回归分析的目的。一般我们做回归分析的目的是调整混杂因素的干扰，从这个目的出发，所有可能的混杂因素都应该进行调整，以去除混杂因素的干扰。第二，混杂作用存在的前提条件是混杂因素与关心的研究因素和结局都有相关性，即混杂因素在研究分组间不平衡。例如年龄可能是很多研究中的混杂因素，但在某研究中如果两组中的病例年龄完全相等，年龄也不会有混杂作用，即如果单因素分析中P值较大，也不会有混杂作用，因此也不需要进行调整。第三，统计分析中P值的意义。在一般的统计分析中，原假设都是相等或不相关。当$P < 0.05$，即原假设成立的概率小于0.05，即认为是小概率事件，即发生的可能性较小，可认为均值（或率）不相等或两变量存在相关性。但P只是一个概率，我们统计学中给它找了一个比较公认的界值：0.05。但如果$P = 0.06$就不会存在相关性吗？显然也不一定。即$P > 0.05$也不能确定混杂作用是否存在。

　　回到开始提到的问题，笔者个人一般把回归分析分为探索性回归分析和验证性回归分析，对二者区别对待。在探索性回归分析中，我们不知道哪些因素是混杂因素，因此我们可以先做单因素分析，将单因素分析中有意义的因素作为自变量进行回归分析。这里的有意义不是$P < 0.05$，笔者认为可以

放宽到$P < 0.1$或者$P < 0.2$，如果样本量很大时，也可以再放宽P值。对于验证性回归分析，我们已经知道某些因素是混杂因素，某些因素可能是混杂因素。此时已经确定是混杂因素的因素，无论单因素分析P是多大，都应该进入自变量；对于不确定的混杂因素，可以根据单因素分析的P值进行选择，标准同上。看完上面，关于自变量的选择您是不是已经有了一套心法。

30

统计分析中贝叶斯学派简介

陶立元　赵一鸣

　　某次跟一个内分泌科的大夫聊课题，她问我贝叶斯分析的点滴事情。突然觉得临床医师是万能的，除了浩如烟海的医学知识需要掌握，还有医患沟通技巧，还有医学科研中涉及的统计学知识……在中国，医师真是用生命在做医疗。

　　本期就跟大家简单聊一聊贝叶斯学派。鉴于所学疏浅，不当之处还望指正。

　　目前在统计分析领域存在两大学派，即频率学派和贝叶斯学派，它俩的争吵由来已久。目前国内大部分的医学统计学教材都是基于频率学派的，但近年来贝叶斯学派也越来越多地被大家提及。所谓的频率学派，就是一切从客观掌握的数据来理解概率；而贝叶斯学派则认为概率是有先验和后验的，我们要计算的是后验概率，这个后验概率又是以先验概率为基础的。

　　频率学派认为总体的参数是既定不变、客观存在的，我们需要从样本的统计量出发去估算总体的参数，而且所抽取的样本数量越大估计得越准确。贝叶斯学派则认为既然总体参数没有观察到，那么它就可以是一个随机变化的量，因此总体参数是有分布的，我们每次从样本统计量估计的总体参数都是基于先验概率对后验概率的一个估计。具体地说频率学派更关心的是似然函数，而贝叶斯学派更关心的是后验概率。

　　频率学派的优点是没有假设的先验分布，更加客观，更容易被理解和受信任。而贝叶斯学派认为所有参数都是随机变量，因此可以使用基于采样的方法使得我们的估计更为容易和准确，如马尔科夫链蒙特卡洛法（MCMC）。

　　此处简单介绍几个概念：蒙特卡洛法、马尔科夫链、先验概率和后验概率。简单地说，蒙特卡洛法是指利用大量的随机样本的概率分析结果来求解问题。例如，如果我们要计算圆周率π值，我们可以在一个正方形里随机地不停地投点，然后把这些点的面积加起来就是1/4圆的面积，我们就可以计算圆周率了。

马尔科夫链是指一组事件的集合，在这个集合中事件一个接一个地发生，而且下一个事件的发生只由当前的事件来决定，这样所形成的事件发生链就叫马尔科夫链。

先验概率就是我们在分析之初所拥有的或者经验所得的事件发生概率。后验概率就是根据先验概率，再结合似然函数所推断出来的事件的概率，也可称为条件概率。

好吧，我们再回来，贝叶斯的思想就是利用事件的先验概率结合似然函数去计算事件的后验概率，它的公式如下。

$$P(A|B) = \frac{P(B|A) \times P(A)}{P(B)}$$

举个例子，我们想得到我国男性人群的平均身高（这就是后验分布），根据经验我们知道我国男性人群身高大概在150～210cm（这就是先验分布），然后我们去抽取男性人群样本，结合这个样本情况我们更新的先验分布就成了我们要估算的后验分布。

下面我们来看一个医学的例子吧。假设某项针对男性人群的研究显示，肺癌患者吸烟的比例为70%，无肺癌患者吸烟的比例为20%，男性人群肺癌的发病率为10^{-4}，求吸烟人群肺癌的发病率是非吸烟人群的几倍。

设A为有肺癌，B为吸烟，则$P(A)=10^{-4}$，$P(B|A)=0.7$，$P(B|\overline{A})=0.2$，由贝叶斯公式知：

（1）吸烟人群中肺癌的发病率

$$P(A|B) = \frac{P(A) \times P(B|A)}{P(A) \times P(B|A) + P(\overline{A}) \times P(B|\overline{A})}$$

$$= \frac{0.0001 \times 0.7}{0.0001 \times 0.7 + (1-0.0001) \times 0.2} = 3.5 \times 10^{-4}$$

（2）非吸烟人群中肺癌的发病率

$$P(A|\overline{B}) = \frac{P(A) \times P(\overline{B}|A)}{P(A) \times P(\overline{B}|A) + P(\overline{A}) \times P(\overline{B}|\overline{A})}$$

$$= \frac{0.0001 \times (1-0.7)}{0.0001 \times (1-0.7) + (1-0.0001) \times (1-0.2)} = 3.75023 \times 10^{-5}$$

于是

$$\frac{\text{吸烟人群的肺癌发病率}}{\text{非吸烟人群的肺癌发病率}}=\frac{P(A|B)}{P(A|\overline{B})}=9.33276$$

在男性人群中，吸烟人群的肺癌发病率约是非吸烟人群的9.33倍。

31

我们可以不设对照组吗？

曾　琳　赵一鸣

　　大家都知道，对照是临床研究设计中的重要原则。就像网上流行的"无图无真相"一样，我们评标书、看论文的时候也时常会本着"无对照无真相"的原则。但是我们在咨询工作中常常会被问一个问题：这个课题可以不设对照组么？要考虑清楚是否可以不设对照组首先我们得想清楚为啥要设计对照组，也就是对照组在研究中可以起什么作用。

　　所谓对照组，是与研究组或试验组相对而言的一组研究对象，除了分组因素外，其他特征与研究组非常相似。

　　对照可以控制疾病的自然变化对观察结果的影响。很多疾病即使不做任何干预也可能会自然恢复、好转或发生病情的波动。比如感冒，即使不吃药、不请假休息，大多数人也是会痊愈的。那么如果我们研究感冒药物对感冒的治疗效果，研究中要是没有设计对照组，那么我们也许能看到90%以上的患者都能痊愈，但是我们能说这个药物治疗感冒有效么？因为在这个研究里没有对照组，我们还真不能评价这个药物有效与否。

　　此外，设对照组还能消除分组因素外的其他因素对观察结果的影响。我们做研究其实关心的是我们的分组因素和研究结果的关系，试图建立两者间的因果关联。比如前面例子中感冒的治疗问题，我们想知道的是感冒药的治疗效果，建立药物治疗和感冒痊愈之间的关系。如果不设立对照组，我们评估的疗效还可能掺杂了研究药物以外的其他因素的作用，如气候、休息、营养等。如果有对照组，那么通过比较研究组和对照组之间疗效的差异，就可以消除我们不关心的因素对研究结果的影响，而得到研究药物对疗效的贡献。

　　有了对照我们才能获得排除了疾病自然病程变化的结果，消除非分组因素对结果的影响，从而得到我们研究中最关心的因素对研究结果的贡献。

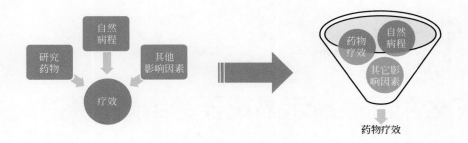

32

怎么用图表展示最重要的结果？

赵一鸣

    有些聪明的医师在读论文时会先看图表，很快抓住论文的关键环节，理解论文的价值和意义。为什么？因为图表往往用于展示论文中最重要的结果。图表的自明性有助于读者理解图表传递的信息，看图表是读论文的捷径。同理，写论文要充分利用图表的特点和优势，以提高论文的质量。

    图表的一大特点是相对独立，又称为自明性，即一个图或一张表是一个相对独立的整体，在没有其他信息支持的情况下依据图表提供的信息能够大致讲一个科学故事。以下表为例，大致一看就可以知道作者要说明什么问题。

奶粉类型与婴幼儿泌尿系结石患病风险的关系

奶粉类型	病例组	对照组	OR [95%CI]
三鹿奶粉	1108	622	6.66 [4.16, 10.66]
其他问题奶粉	198	609	1.22 [0.75, 1.98]
非问题奶粉	23	86	1.00

注：$\chi^2_{趋势} = 346.69$，$P < 0.01$。

    表中标题和"奶粉类型"的内容提示，这是关于"奶粉事件"研究的一部分，说明婴幼儿食用问题奶粉，尤其是三鹿奶粉与泌尿系结石发生风险的相关性。表中提供了基础数据，并用OR作为风险关联的主要评价指标。非问题奶粉指的是不含三聚氰胺的奶粉，三鹿奶粉和问题奶粉含三聚氰胺，且三鹿奶粉含量较高。依据表中提供的信息可以得出以下结论：①食用问题奶粉的婴幼儿患泌尿系结石的风险升高；②随着问题奶粉中三聚氰胺含量的增高，婴幼儿患泌尿系结石的风险随之升高，呈典型的剂量–反应关系。得出第①条结论的依据是，食用三鹿奶粉和其他问题奶粉量的OR均大于①，三鹿奶粉组OR的95%CI没有包括1。得出第②条结论的依据是，随奶粉中三聚氰胺含量增加OR值升高，呈典型的剂量-反应关系，同时趋势卡方检验有统计学意义。

　　为什么我们很快就能看懂表并对其中的内容进行解读？原因是表非常简单，集中说明一个问题。表提供的信息充分考虑到读者的需求，使没有做过这个研究的读者在很短时间内通过表中提供的信息还原研究过程，由读者自己来讲一个完整的科学故事。如果你有兴趣，可以分析表中的信息是如何组织安排的，如何互相支撑并形成一个完整的故事，同时尽可能减少重复信息，做到尽可能简洁的。

　　正确使用统计评价指标是表的又一重要特点。表的统计方法基础是"四格表"，是我们上统计课时老师一开始就讲的内容。只不过在应用时对四格表做了变形处理，以"非问题奶粉"为对照组，分别与"其他问题奶粉"和"三鹿奶粉"进行比较，做了两个四格表分析，形成两个OR。选用趋势卡方检验是为了验证剂量-反应关系是否存在，也是常用方法。一个好的表或图一定是正确选用了合适的统计评价指标。我们在今后读论文时可以依据"找优点"的原则，寻找、发现论文图表中正确使用统计评价指标的例子，看多了就知道今后自己应该怎么做了。

　　最后是图表的规范性，这也是需要注意学习和掌握的。表采用规范的"三条线"形式，左侧是"因"，右侧是"果"，为读者做因果关系推论打下伏笔。表中的数据上下对齐，整数位/小数点上下一致，这种排列给人赏心悦目的感觉，简洁直观。标题、表格和脚注互相呼应，形成一个完整的整体。

　　看上去很简单的一个图表背后隐藏着许多"秘密"。建议大家将探寻这些"秘密"作为一件重要但不着急的事情来做，持之以恒，不断学习和实践，你做的图表会越来越精彩，在不经意中迸发智慧的光芒，熟谙其道的读者会发自内心地微笑，为你喝彩！

33

临床研究我也想做，可是基本思路是什么呢？

石岩岩　赵一鸣

临床研究目前处于火热状态。身边很多临床工作者最近提起过这样一个问题：手头有那么多患者、那么多病例资料，同时也有很多临床问题仍不能解释，我是不是也能开展一项临床研究？怎样开展一项高质量的临床研究？

举个例子：某医师提及，某市艾滋病病例有数千个，想利用这些病例进行一些临床研究，如何开展？这个问题比较宽泛，但也恰好能够引出一般临床研究的基本实施思路及其中涉及的常用统计学工具。

首先，确定研究目的，设计试验方案，进行资料收集。这一点看似简单，其实是非常关键的，而且将始终影响整个研究过程。所以，您想解决什么临床问题，期待分析哪些临床资料，是否需要随访，这些都需要提前确定。最简单的Excel即可帮助实现资料收集过程。此外，Epidata软件是一个比较专业的数据录入和数据管理软件，如果病例收集需要较长时间，涉及较多变量，或病例来自多个中心，那么Epidata将发挥它的优势，使所收集的数据资料更加可靠、稳定。需要指出的是，临床研究与基础研究也是密切联系的，如果您的研究目的中希望包含与临床相关的基础研究，那么在收集临床资料的同时，临床样本的收集应同步进行，否则，事后再想弥补是比较困难的。

经过严谨、漫长、艰辛的资料收集过程后，临床研究工作已完成了大半。接下来要做的就是分析。拿到了成百上千的临床病例，每个病例都有大量变量，下一步该用什么软件，怎么分析其中的奥秘？

我们已经给大家介绍过四款在临床研究中常用的数据统计软件，包括SPSS、SAS、STATA和R软件。这四款软件各有优势，均能进行数据统计。

大家可以根据个人的喜好、习惯，决定选用哪款软件，其中SPSS的应用较多见，可满足一般分析要求。

而我们的统计分析过程，不管是描述临床病例的基本特征（clinical characteristics of the subjects），还是分析某指标检测水平与临床疾病之间的相关性（correlation）、比较病例组和对照组的临床特征（comparison）等，这些分析在资料收集的前提下，在研究目的确定的基础上，都能够利用统计分析软件来实现。而专业队伍则可对研究者的统计分析起到保驾护航的作用。

总的来看，做一个高质量的临床研究，离不开精心的试验设计、认真的资料收集、严谨的统计分析。当临床医师在工作中遇到了尚不能清晰解释的问题时，就出现了研究的契机。在临床研究的道路上，让我们齐心协力、勇往直前！

34

Excel也能做统计分析——入门篇

王晓晓　赵一鸣

　　就像大鱼小鱼不能离开水一样，我们这些做科研的医学专业人才，也几乎离不开SPSS。但SPSS时不时要个小脾气，突然就罢工不干了，这可让醉心于科研的我们情何以堪。没电了，还可以用蜡烛或者直流电替代，但若SPSS罢工了，我们可怎么办？其实，Excel可以帮我们的忙。

　　大家可能会说，平常经常用Excel，也没发现统计分析的模块。其实在一些简单设置之后，Excel的统计分析功能就浮出水面了。

　　（1）在菜单栏，点击右键，弹出如右窗口。

　　（2）点击"自定义快速访问工具栏"（点击其他选项也是可以的），选中加载项，我们就看到了如下的对话框，大家这时候需要在底栏找一个"转到"的选项，如图所示。

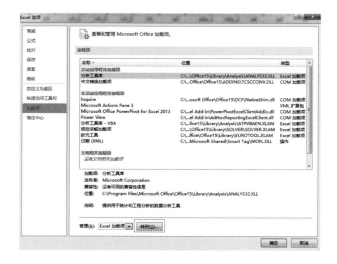

（3）紧接着转到"加载宏"的界面，选择"分析工具库"即可。

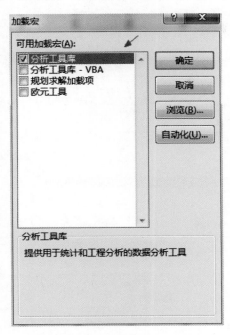

（4）简单设置之后，菜单栏"数据"下方就会新增"数据分析"这一模块。

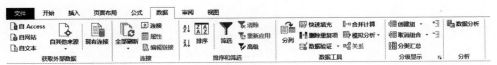

Excel提供的也是比较常见的统计分析工具，比如t检验、方差分析、相关分析、回归分析等，此时，我们就可以进行简单的统计分析了。

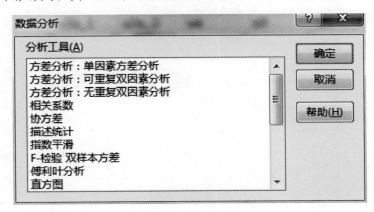

下面我们以最常见的独立样本t检验为例，看看Excel如何操作，顺便比较一下Excel和SPSS的结果。

在Excel中，首选是选中"数据分析"模块，因为独立样本t检验之前需要考察两独立样本的方差齐性，Excel可通过"F-检验 双样本方差"实现，定义变量1和变量2的数据区域即可。

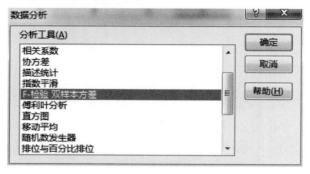

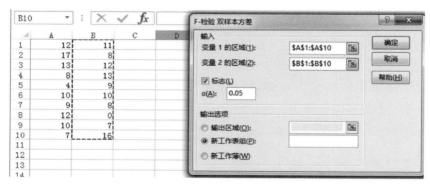

Excel会输出方差齐性检验的结果。

F检验：双样本方差分析

	变量 1	变量 2
平均	10.2	9.4
方差	12.84444	18.26667
观测值	10	10
df	9	9
F	0.703163	
P（$F<=f$）单尾	0.304141	
F 单尾临界	0.314575	

可以看到$F=0.7$，$P=0.3$（>0.05），方差齐，应选择双样本等方差假设的t检验。

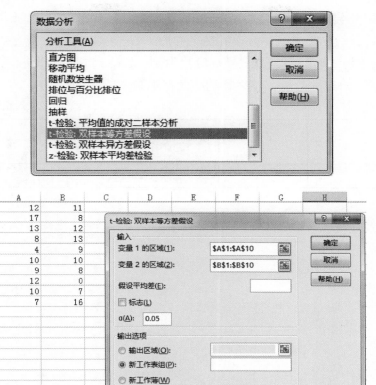

t检验：双样本等方差假设

	变量 1	变量 2
平均	10.2	9.4
方差	12.84444	18.26667
观测值	10	10
合并方差	15.55556	
假设平均差	0	
df	18	
t Stat	0.453557	
P（$T<=t$）单尾	0.327784	
t 单尾临界	1.734064	
P（$T<=t$）双尾	0.655568	
t 双尾临界	2.100922	

如图，可得出$t=0.454$，双侧$P=0.656$，两样本的均数无统计学差异。

我们再来看SPSS的结果，$t=0.454$，$P=0.656$，和Excel是一样的，所以说，在SPSS罢工的时候，大家不妨试试Excel。需要指出的是，SPSS是通过Levene检验数据是否满足方差齐性，而Excel是通过F检验，即$F=S_1^2/S_2^2$，所以略有不同。今天，我们只是以t检验为例，Excel同样可以进行相关分析、回归分析、协方差分析，感兴趣的小伙伴不妨一试。

獨立樣本檢定

		Levene 的變異數相等測試		針對平均值是否相等的 t 測試						
									95% 差異數的信賴區間	
		F	顯著性	T	df	顯著性（雙尾）	平均差異	標準誤差	下限	上限
VAR00001	採用相等變異數	.097	.759	.454	18	.656	.80000	1.76383	-2.90568	4.50568
	不採用相等變異數			.454	17.469	.656	.80000	1.76383	-2.91376	4.51376

35

什么样选题的Meta分析论文有可能发表？

赵一鸣

　　这几年审了几百篇国内作者写的Meta分析论文，多数都因不符合要求做退稿处理，很可惜。作者花了大量时间做Meta分析研究，但论文无法发表，原因在哪里？笔者认为选题不当是主要原因之一。下面就和大家谈谈这方面的问题。

　　Meta分析属于二次创新，利用已经发表论文中提供的信息做新的研究，研究什么问题非常关键。提出重要的有学术价值和应用前景的临床问题是Meta分析的起点，结合临床需求选题是无往而不胜的利器。最近看到一篇Meta分析论文，研究预防性使用抗生素能否降低某种手术术后感染的风险。这个选题看似简单平常，但与我们近期的临床实践有关，是一个有临床应用价值的选题。原国家卫生计生委要求医疗机构在医疗工作中控制抗生素的使用，避免抗生素滥用。在外科系统中，对择期清洁手术的预防性抗生素的使用有严格要求，应少用甚至不用。临床发现按照现在的抗生素管理要求，某些择期清洁手术不一定能保证医疗安全，有可能需要调整，但缺乏证据。择期清洁手术术后感染是小概率事件，Meta分析在这方面有优势，可以选用。因此，在择期清洁手术预防性使用抗生素方面如果从临床提出需要研究的病种和手术，有足够的高质量文献，做Meta分析是有价值的。这类选题的Meta分析论文是审稿专家和编辑关注的重点，有可能影响我们的临床实践，有可能提高杂志的影响力，录用发表的机会很大。

　　在退稿的Meta分析论文中，在选题中最常见的问题是为了做Meta分析而做Meta分析，用一种新方法重新处理一遍数据，重复已知的规律。如第一种说法是某某问题的研究已经发表了若干篇随机对照论文，但没有做

Meta分析，因此我要做一个Meta分析。这种说法没有提出新的临床问题，仅仅因为没有而要做Meta分析，研究和撰写发表论文的理由不充分。第二种说法是为了扩大样本量而做Meta分析，为什么要扩大样本量不清楚，扩大样本量后能够获得哪些新知识，对临床工作有什么参考价值没有预期。因此，以扩大样本量为导向的Meta分析选题不合适。第三种说法是近期有新发表的文献，要在已有Meta分析的基础上再做一次Meta分析。这种说法似乎合理，但应该是有条件的，即原来的Meta分析在某些问题上还是讲不清楚，增加新的文献扩大样本量后有可能讲清楚。如果原来的Meta分析已经得出明确结论，再做Meta分析就值得商榷，要有充分的理由。上述三种说法都是研究者站在自己的角度说我能做什么，把工具手段凌驾于研究问题之上，不符合科学研究的基本要求。在我们写Meta分析论文时不要把这些说法作为做Meta分析研究的主要理由，应该把临床问题和需求讲清楚，把Meta分析的临床应用预期讲清楚。

如果想做Meta分析，笔者建议在选题方面多做工作，把基本情况搞清楚，把研究的意义和可能的产出搞清楚，评估选题和预期产出是否有可能打动审稿专家支持论文发表。磨刀不误砍柴工，在选题上多下一点功夫是非常值得的。

36

协方差分析在控制混杂因素中的应用

张 华 赵一鸣

在控制混杂因素的时候，我们一般使用回归分析，主要是因为其易操作。在控制混杂作用时，还有一个常用的方法可以使用，就是协方差分析（analysis of covariance，ANCOVA）。协方差分析在中文文章中不常见到，但在英文文章中比较常见，原因之一在于协方差分析可以看到控制了混杂因素（协变量）之后的各组的效应变量的均值和标准差，分析的结果容易理解。下面我们以一个例子介绍一下。

为了探讨某几种教学方法的效果，分别选择三个班级进行实验，分别采用标准方法、新方法A、新方法B三种教学方法，比较期末成绩，因此我们可以使用单因素方差分析来解决问题。结果如下图所示，可以看出两种新方法比旧方法平均分高出8~10分。

描述统计

因变量：期末考试成绩

教学方法	平均值	标准偏差	数字
标准方法	62.62	8.149	46
新方法A	70.99	9.504	49
新方法B	72.02	9.568	49
总计	68.67	9.970	144

但是对于期末成绩，除了三个班不同的教学方法是一个重要影响因素外，三个班的基础成绩水平也是一个重要的影响因素，我们用单因素方差分析比较其基础成绩，结果如下。可见采用新方法的两个班基础成绩也比采用标准方法的班级高5~6分。

主体间效应的检验

因变量：期末考试成绩

源	Ⅲ类平方和	自由度	均方	F	显著性
校正的模型	2497.119[a]	2	1248.559	15.024	.000
截距	675926.572	1	675926.572	8133.224	.000
class	2497.119	2	1248.559	15.024	.000
错误	11718.065	141	83.107		
总计	693179.624	144			
校正后的总变异	14215.183	143			

a.R平方 = .176（调整后的R平方 = .164）。

描述统计

因变量：摸底考试成绩

教学方法	平均值	标准偏差	数字
标准方法	50.26	10.569	46
新方法A	65.10	13.842	49
新方法B	66.67	13.967	49
总计	60.90	14.793	144

主体间效应的检验

因变量：摸底考试成绩

源	Ⅲ类平方和	自由度	均方	F	显著性
校正的模型	7705.881[a]	2	3852.941	23.032	.000
截距	529731.812	1	529731.812	3166.645	.000
class	7705.881	2	3852.941	23.032	.000
错误	23587.171	141	167.285		
总计	565294.712	144			
校正后的总变异	31293.052	143			

a.R平方 = .246（调整后的R平方 = .236）。

因此我们需要在控制了基础成绩后，在基础成绩一样的情况下，比较三个班级的成绩，这就需要进行协方差分析。协方差分析需要满足以下三个假设：①各组协变量与因变量的关系是线性的；②各组残差正态；③各组的回归斜率相等。

对于第①条假设，可以分别做三组的协变量与因变量的散点图，如下图，可见三个班级的基础成绩与期末成绩均有线性关系。

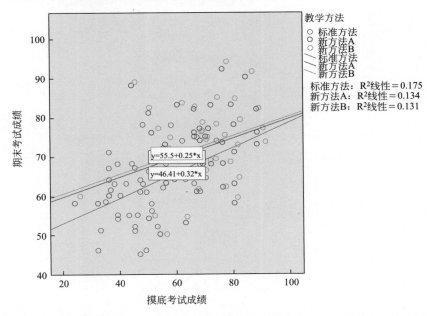

对于第②条假设，可以在协方差分析时进行检查，其操作步骤如下。

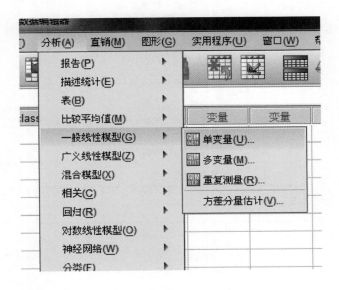

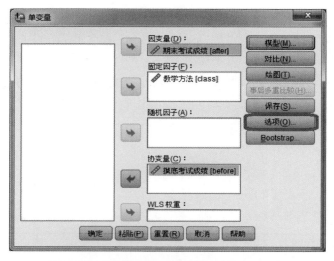

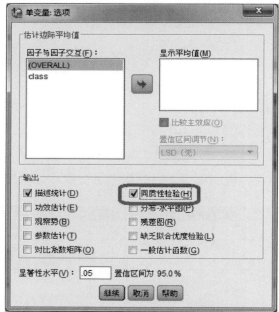

误差方差的齐性 Levene's 检验ᵃ

因变量：期末考试成绩

F	df1	df2	显著性
.374	2	141	.688

检验各组中因变量的误差方差相等的零假设。

a. 设计：截距 + class + before + class * before

118

由结果可以知道，三组的方差是齐的。

对于第③条假设，可以在协方差分析时将交互项选入模型，看交互项是否有意义。操作方法如下。

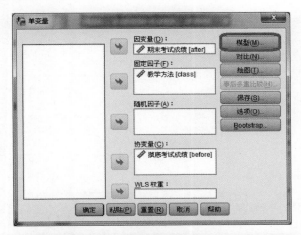

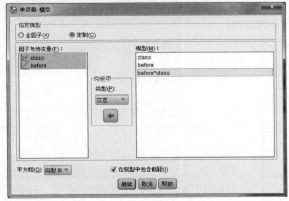

主体间效应的检验

因变量：期末考试成绩

源	Ⅲ 类平方和	自由度	均方	F	显著性
校正的模型	4174.321ª	5	834.864	11.474	.000
截距	16332.285	1	16332.285	224.468	.000
class	98.408	2	49.204	.676	.510
before	1627.591	1	1627.591	22.369	.000
class * before	21.258	2	10.629	.146	.864
错误	10040.862	138	72.760		
总计	693179.624	144			
校正后的总变异	14215.183	143			

a. R 平方 = .294（调整后的 R 平方 = .268）。

交互项没有统计学意义（$P=0.864$），可以认为三组的斜率是相等的。

满足上述三个假设，我们可以进行协方差分析，其他设置同前，在"模型"中去掉交互项，只保留主效应项。

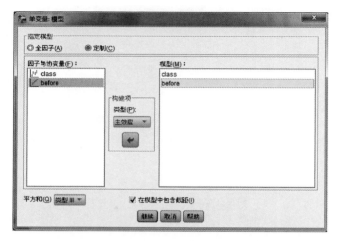

结果如下，可见其$F=3.743$，$P=0.026$，即认为控制了基础成绩后，三班的期末成绩是不同的。

主体间效应的检验

因变量：期末考试成绩

源	III 类平方和	自由度	均方	F	显著性
校正的模型	4153.063ª	3	1384.354	19.261	.000
截距	16881.710	1	16881.710	234.885	.000
class	538.085	2	269.043	3.743	.026
before	1655.944	1	1655.944	23.040	.000
错误	10062.120	140	71.872		
总计	693179.624	144			
校正后的总变异	14215.183	143			

a. R 平方 = .292（调整后的 R 平方 = .277）。

为了估计控制基础成绩后的三组的期末成绩平均值，可以在选项中进行如下设定。

结果如下图，可见三组的均值和标准差，另外可见三组的两两比较结果。即控制了基础成绩后，采用新方法教学的班级平均分比采用标准教学方法的班级高4~6分。新方法B与标准方法的平均分差异有统计学意义（$P=0.033$）。

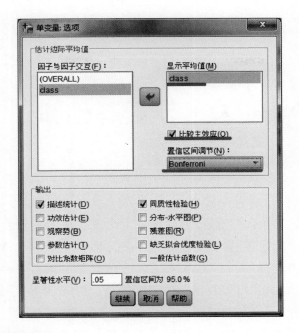

估计边际平均值

教学方法

估算

因变量: 期末考试成绩

教学方法	平均值	标准错误	95% 的置信区间 下限值	上限
标准方法	65.438[a]	1.381	62.707	68.168
新方法A	69.875[a]	1.233	67.437	72.313
新方法B	70.488[a]	1.252	68.012	72.964

a. 按下列值对模型中显示的协变量进行求值: 摸底考试成绩 = 60.90。

成对比较

因变量: 期末考试成绩

(I) 教学方法	(J) 教学方法	平均值差值 (I-J)	标准错误	显著性[b]	差值的 95% 置信区间[b] 下限值	上限值
标准方法	新方法A	-4.438	1.924	.068	-9.099	.223
	新方法B	-5.050*	1.962	.033	-9.805	-.296
新方法A	标准方法	4.438	1.924	.068	-.223	9.099
	新方法B	-.612	1.715	1.000	-4.768	3.543
新方法B	标准方法	5.050*	1.962	.033	.296	9.805
	新方法A	.612	1.715	1.000	-3.543	4.768

基于估计边际平均值

*. 均值差的显著性水平为 .05。

b. 调节多重比较: Bonferroni。

37

Meta分析论文一定要有创新

赵一鸣

　　笔者在文章《什么样选题的Meta分析论文有可能发表》里强调了Meta分析论文的选题一定要有实际意义。当我们考虑选择用Meta分析方法进行研究时，要明白选题第一，方法第二，方法为选题服务。今天接着谈一下Meta分析的创新问题，即Meta分析要求创新。Meta分析可以按照论文对待的原因是Meta分析与原创性研究有相同的要求，必须有创新。

　　Meta分析是利用已经发表的论文提供的信息做二次分析，创新点一定是针对单篇论文的研究结果无法回答的重要问题。常见的情况是，单篇论文的研究结果没有得出明确结论，往往是由于样本量比较小，组间差异尚未达到有统计学意义的水平，扩大样本量有可能得出明确结论。在这种情况下，Meta分析的优势就体现出来了，将多篇类似论文的研究结果合并后，样本量扩大，组间差异的统计学意义就比较明显了，阳性结果好说，对阴性结果的把握度也会提高，使两种结果都产生新的可靠的结论。多篇研究某种药物治疗某种疾病疗效的论文结论不一致，用Meta分析方法将这些论文的结果综合在一起评价，可以得出明确的结论，这就是创新。多篇论文的结论有矛盾，临床决策无法参考使用，而通过Meta分析得出明确结论后临床决策就有了新的依据。显然新的结论有实际应用价值，这种创新是有实际意义的，这样的Meta分析论文有发表的价值。治疗的安全性评价可以选用Meta分析方法。安全性评价针对小概率事件，而常规随机对照研究样本量估算以疗效评价为主要依据，安全性评价往往样本量不够。将多篇随机对照研究论文的安全性数据合并后可以克服单篇论文样本量不足的缺陷，进而得出明确的结论，无论阳性结果还是阴性结果都有重要的临床价值，是创新点。多篇阴性结果的治疗性研究疗效评价可选用Meta分析方法。如果临床问题非常重要，即使是阴性结果也有重要的临床价值，选择做Meta分析的创新点很清楚，就是要搞清楚这种治疗是否有必要在临床应用，原理就不赘述了。

反过来，没有创新的Meta分析论文比比皆是，是陷阱，要注意回避。如将多篇阳性结果论文合并做Meta分析，显然Meta分析结果一定是阳性的，除了样本量增大外没有任何新意，仅仅是重复已知的规律，没有创新点，这样的Meta分析选题不合适，合并的结果对临床的指导意义较小。再如将一篇大样本随机对照研究和几篇小样本随机对照研究合并做Meta分析，当大样本随机对照研究已经得出明确结论，再增加几篇小样本随机对照研究数据做Meta分析不会影响最终结论，这样的Meta分析没有创新，没有必要做。

讲Meta分析研究一定要有创新是针对目前国内研究者滥用Meta分析的现状提出的，大量没有创新点的Meta分析研究造成了智力资源和人力资源的浪费，应尽量避免。我们读Meta分析论文时也要多留个心眼，看一下创新点是什么，是否有实际意义，是否有临床参考价值。创新是科研永恒的主题，Meta分析论文一定要有创新点，这是我们对科研的基本要求。认识创新的重要性，在开展Meta分析研究前把创新点想清楚，可以事半功倍，少走弯路。

38

对照——内外有别

曾　琳　赵一鸣

　　在临床研究中对照的作用就是帮大家拨开云雾看到我们研究的因素的效应，减少自然病程等其他因素的影响。那对照怎么设呢？不同类型的对照起什么作用呢？下面将分几期来讨论对照的问题。

　　首先，对照内外有别。内对照是在一个已知的人群内部选择建立对照组，即在一个同质性好的群体里选择具有某种特征的人作为观察组，而不具有这种特征的人作为对照组。举个例子吧，大家都知道吸烟可能引起肺癌，但是这个结果最初是从两位英国爵士的一项队列研究中得到的，Richard Doll爵士和Austin Bradford Hill爵士建立了一个著名的英国医师吸烟队列，他们通过英国医师协会招募愿意参加队列研究的医师，其观察组是英国医师中吸烟的人，对照组是同样在这个队列里不吸烟的人。可见这个对照组和观察组的受教育水平、经济情况、工作内容都很相近，仅仅存在吸烟习惯的差别。这个队列研究追踪了几十年时间，发现吸烟的医师较不吸烟的医师肺癌的发生率高，死亡率也较高，从而得出吸烟导致肺癌的结论。

　　那么外对照是什么呢？外对照是在研究人群之外另外找一组对照人群。同样是讨论吸烟和肺癌的关系，大家可以招募一群吸烟者作为观察组，再招募另一群不吸烟的人作为对照组，随访观察两组人肺癌发病情况的差异。这样做当然可以，但是大家别忘了，这样设计，两组研究对象可能来自不同的人群，他们除了要研究的因素（吸烟）外可能还存在其他差别，比如经济收入、工作中可能接触的有毒有害物质的不同。假设在招募的非吸烟组中有大量石棉工人，那么我的随访结果很可能是对照组的肺癌发病率比观察组高，那么有可能会得出吸烟是肺癌发病的保护因素的结论。大家都知道这是石棉暴露起了一个混杂作用，或者说我们选取的对照组和观察组的可比性不高，因为除了我们研究的因素外，其他可能引起肺癌的因素在观察组和对照组中的比例有较大差别，从而导致我们研究的因素（吸烟）和结局（肺癌）的关系被掩盖甚至是得出了相反的结论。

　　由于内对照中对照组和观察组来自同一人群，除了要研究的因素外，其他如人口学情况、健康状况等都比较类似，所以我们一般认为，内对照中对照组与观察组的可比性更高，而外对照则差一些。但是内对照往往难以获得，在观察性研究中，只有在队列研究中才有可能寻找到合适的内对照，因此为了保证对照组和观察组的可比性，我们写观察性研究报告时首先会比较一下观察组和对照组一般人口学资料和某些特征或检验测量结果的差异。

39

如何处理中间状态？——诊断试验中的常见问题

李　楠　赵一鸣

　　经典的诊断试验通常是用一个指标区分两种状态。比如我们通过检查用羊膜穿刺术得到的细胞，看21号染色体是否存在三条（存在为阳性，不存在为阴性），从而诊断胎儿是否患有21-三体综合征；或是通过认知功能筛查量表得分，判断患者是否存在认知功能障碍（低于某分值认为异常，否则认为正常）。上面两个例子不同的地方是分别用了二分类变量（阳性/阴性）和连续变量（量表得分）作为诊断指标，连续变量需要确定一个判断界值。但是他们都有一个重要的共同点，就是待区分的真实状态只有两个。

　　其实很多时候，我们在对患者进行临床诊断的时候，并不是仅有两种待区分状态。比如用筛查量表判断患者认知功能的时候，实际上患者存在正常、认知功能受损、痴呆这三种状态；又或是通过某种试验判断患者韧带状态时，患者存在正常、部分撕裂、完全撕裂三种状态。这时候我们该如何对待呢？在评价某一种诊断方法或指标的时候，是否还能计算灵敏度、特异度等这些指标呢？

　　让我们先来看看两个最常用的定义。

　　灵敏度：又称为真阳性率（true positive），即实际有病而按照筛检试验的标准被正确地判为有病的百分比。

　　特异度：又称为真阴性率（true negative），即实际无病而按照筛检试验的标准被正确地判为无病的百分比。

　　当然还有很多其他指标，但是讨论今天的问题先说这两个指标就够了，其他指标在存在多种待诊断状态时遇到的问题与这两个指标相似。

　　通过定义不难看出，灵敏度、特异度及其他指标都有一个关键的核心假设，也就是患者只存在两种待诊断状态，即"无病"与"有病"。我们举个当筛查变量是连续变量时的例子，我们待区分的两类人，他们的筛查指标分布往往是下面这样的。

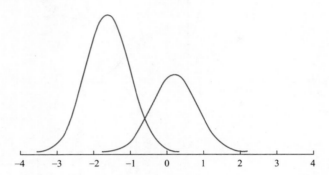

此时我们需要做的是把右侧的"有病"受检者与左侧的"无病"受检者区分开，可以简单直接地计算该方法在某一界值时候的特异度和灵敏度等指标。

但如果我们的待区分状态有三种的时候，似乎就变得比较复杂了，让我们先来看看待筛检患者的筛查指标分布会变成什么样子。

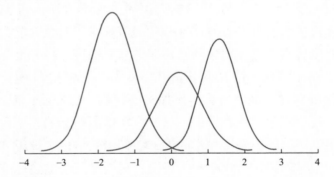

从左到右分别是"无病""轻度异常""有病"三种状态，此时似乎按照灵敏度、特异度的定义计算就无从下手了。这时如果需要探讨该筛查指标的效能，就需要将三种状态降低为两种状态才行。

我们可以把中间状态"轻度异常"归为"有病"计算相关指标（如下图），此时灵敏度、特异度的意义在于评价该指标从待诊断人群中区分出异常（包括轻度异常）对象的能力。

也可以把中间状态"轻度异常"归为"无病"计算相关指标，此时灵敏度、特异度的意义在于评价该指标从待诊断人群中区分出"有病"对象的能力。

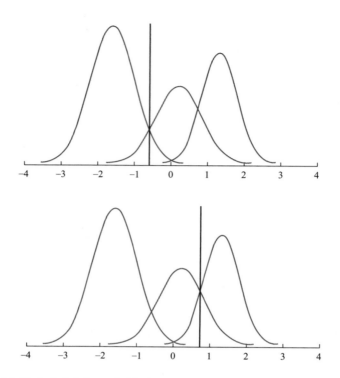

好了，这是我们区分三类待诊断人群时的标准方法。肯定不少医师会问：那如果我只关心这种筛查方法区分"轻度异常"对象的能力，是否可以单提出以"轻度异常"这一组中间状态来计算灵敏度、特异度呢？这时候我就要多问您一句了，真实情况下可能出现仅从"正常""轻度异常"两类人中鉴别出"轻度异常"的情况么？比如一些疾病一旦发病，症状极其明显，不用任何指标仅用肉眼就能看出来，这时其实诊断指标的主要目的就是从未发病的潜在患者中诊断出轻度异常的人，我们当然可以去掉患者来计算特异度和灵敏度。但是如果某一疾病起病隐匿，需要更复杂的金标准才能将真正有病的人鉴别出来，此时我们在对人群进行筛查时，不可能事先排除掉"有病"的人，而是将三类人混在一起诊断。这时我们就无法计算出该方法诊断"轻度异常"的能力，即便根据金标准排除"有病"的人之后将其计算出来，也没有任何临床价值。

此外，还有不少医师犯过这样的错误，就是把所有"轻度异常"的人数作为分母，把正确判断为阳性的"轻度异常"的人数作为分子，试图计算灵敏度。这时最致命的错误在于您把"无病"和"有病"的人归为一类了，认为他们是相同的状态。这样计算出来的指标怎么能符合逻辑呢？

40

想当然，出大错

赵一鸣

今天讲一个案例，给大家一点警示。在临床研究中不能想当然，不能自以为是。

前几天伦理委员会秘书在报告部分课题的中期伦理审查或结题伦理审查时发现，有的课题实际使用的知情同意书与上报伦理委员会审查批准的知情同意书不一致，有的是版本不一致，有的是内容不一致。这件事情在伦理管理上是大事，即伦理委员会形同虚设，审查批准的知情同意书没落实，没有达到伦理委员会对课题进行伦理管理的基本要求。按照伦理管理要求，研究应使用伦理委员会批准的知情同意书，即研究中使用的知情同意书版本号及其内容应与伦理委员会批准备案的知情同意书一致。

课题负责人（又称为PI）是临床研究课题的第一责任人，伦理管理出了问题首先要追究PI的责任。PI应该在伦理委员会批准课题实施后核对所有材料，尤其是知情同意书，确认无误后才能组织病例入选。

研究助理在这一问题上有重要责任，原因是具体工作都是由研究助理做的，操作层面出现失误是研究助理的工作不到位。伦理审查时知情同意书是审查重点，多数知情同意书在会后要修改，修改后经主审委员审核，确认无误后由伦理委员会签署伦理批件，同意课题实施。在这个过程中，研究助理参与相关文件的修改，在主审委员、伦理委员会和PI之间沟通协调，落实知情同意书的修改，形成最终版本。知情同意书在申报和修改过程中形成许多文件，有许多版本，一不小心就会搞错，而且研究助理本人很可能并不知道出了问题。

这个案例在制度设计上已经是"双保险"，PI和研究助理是两道防线，只要有一道防线守住就不会出问题，但在实践中这两道防线都"掉链子"了，这种情况显然不能用偶然性解释。除了技术层面的漏洞外，笔者认为研究者想当然的思维惯性是根源，研究者认为自己已经做了大量工作，没有问题，随即就不按程序认真核对，在关键环节上"放水"，最终导致大错。临床研究规范在制度设计上已经有明确规定，研究者再忙也要按规定执行，即使没有错，查一遍也是必要的。只有解决了思想问题，技术措施才能落实。通过案例警示研究者不断关注自己工作中是否还有漏洞，哪些地方没有按规范做，只有这样才能不断提高研究质量，使临床研究经得起实践和时间的考验。

我们经常说，临床研究如临深渊、如履薄冰，随时有可能出问题。制度设计很重要，认真做事更重要，按方案执行要落地，细节决定成败是真理。这件事情给我们的提示是，临床研究中最大的敌人是我们自己，是我们头脑中的一些固有观念，越是想当然认为没有问题的地方越有可能出事，而且往往是大事。这样的教训已经很多，应尽量避免发生。完善制度和流程，按方案执行，是临床研究中应始终遵循的原则。

41

抛硬币好还是随机信封好？

赵一鸣

　　一讲到随机分组，大家马上就会想到抛硬币。实际上抛硬币是一种很好的随机分组方法，简单易行，硬币两面出现的概率均等，认真做可以保证按照机会均等的原则分组。在20多年前的临床试验中确实有医师用抛硬币的方法随机分组。手术前抛硬币，根据硬币是哪一面确定手术方案，效果不错。但近年来抛硬币随机分组的方法不用了，改用拆信封的方法随机分组。为什么出现这样的变化，为什么放弃抛硬币随机分组这种简单易行的方法，改用复杂麻烦的拆信封随机分组的方法？关键是在随机分组过程中必须尽量避免破坏随机分组的情况发生。可以试想，抛硬币时如果研究者对结果不满意，可以再次抛硬币，直到满意为止。这种操作很容易，没人看到记录，很快就可以结束，但从第二次抛硬币开始，分组的随机概率就被破坏了。研究者想做某种手术而不做另一种手术，抛若干次硬币肯定会出现研究者想要的那一面，即做某种手术的概率是100%，做另一种手术的概率是0。这样做就失去了随机分组的价值，实际上是按研究者的意愿分组。

　　针对这种情况，人们发明了用信封隐藏随机分组方案的方法，称为信封法。信封法的操作非常简单，研究者准备一沓信封，里面密封事先写好的分组信息。第一位患者入组后打开1号信封，按信封中的信息确定做什么手术；第二位患者打开2号信封确定做什么手术，以此类推。信封中隐藏着随机分组信息，打开信封后信息不会变化，不会出现多次抛硬币改变随机分组的情况。

　　信封法说起来容易，实际操作起来还是挺复杂的，千万不要自己做。准备随机信封要有专门的软件和设备，要有专门印制的机打信封，要有一套专门设计的流程以保证随机分组正确无误。最好请专业机构提供技术服务，研究者提出技术参数和要求，由专业人员帮忙设计和打印随机信封。

信封法随机分组是目前随机对照研究中相对常用的一种方法，适用于单中心的课题。只要准备好信封分到每个中心即可操作，随机分组在中心内完成，技术成熟，操作可靠，学术界公认。要特别指出的是，随机信封中隐藏着随机分组信息，在病例入选时一定要按顺序打开信封，不能随意抽取信封。在质量检查时，不按顺序打开随机信封是违背方案的行为，将被记录在案。

信封法一方面可以隐藏随机分组方案，病例入选时不知道将被分配到哪一组，可以保证分组的随机性；另一方面使整个操作过程可控，用标准化操作流程保证随机分组操作的规范性，用记录文件的形式留下随机分组操作的痕迹，为后期的核查做好准备。这些优点是抛硬币法所不具备的。

随机分组还有其他几种方法，如中央随机网络系统、中心随机分组、药物随机分组等，尤其是随着网络的发展和对临床研究质量控制要求的提高，使用中央随机网络系统的越来越多，以后有机会再向各位介绍。

42

岭回归分析及其SPSS实现方法

陶立元　赵一鸣

　　近日有医院的小伙伴问起岭回归分析的SPSS操作，在此与大家一起复习一下。

　　岭回归（ridge regression）分析是一种改良的最小二乘估计方法，它是用于解决在线性回归分析中自变量存在共线性的问题。什么？共线性是什么？共线性就是指自变量之间存在一种完全或良好的线性关系，进而导致自变量相关矩阵之行列式近似为0，导致最小二乘估计失效。此时统计学家就引入了K个单位矩阵（I），使得回归系数可估计。

　　知道岭回归分析就是用来解决多重共线性的问题就够了。在医学科研的实际工作中，往往不需要创造算法，会用算法就行。当然如果你有心研究其原理，那是极好的。

　　下面我们还是用SPSS 20.0自带的例子来学习岭回归分析的应用条件和SPSS实现方法。某研究者想了解B超下胎儿的身长、头围、体重与胎儿受精周龄之间的关系，即B超测得上述参数之后，用它们来推测胎儿的受精时长（周龄）。我们很容易想到用多重线性回归来解决，以胎儿受精周龄为因变量，以身长、头围和体重为自变量，做回归之后我们发现，结果如下。

ANOVA^a

Model		Sum of Squares	df	Mean Square	F	Sig.
1	Regression	966.023	3	322.008	238.130	.000^b
	Residual	24.340	18	1.352		
	Total	990.364	21			

a. Dependent Variable: 胎儿受精周龄。

b. Predictors: (Constant), 体重(g), 身长(cm), 头围(cm)。

Coefficients^a

Model		Unstandardized Coefficients		Standardized Coefficients	t	Sig.	Collinearity Statistics	
		B	Std. Error	Beta			Tolerance	VIF
1	(Constant)	11.012	1.718		6.408	.000		
	身长(cm)	1.693	.370	2.393	4.580	.000	.005	200.013
	头围(cm)	−2.159	.536	−2.156	−4.031	.001	.005	209.430
	体重(g)	.007	.001	.751	6.531	.000	.103	9.688

a. Dependent Variable: 胎儿受精周龄。

结果可见头围竟然与周龄呈负相关，这个方程肯定是有问题的，细心的读者已经发现方差膨胀因子（VIF）大到200多了（VIF是用来判断自变量共线性的一种方法，如果大于10即认为存在较为严重的共线性）。现在该怎么办？岭回归分析该发挥作用了。

岭回归分析在SPSS中没有可供点击的对话框，我们需要写一段超级简单的语法来调用SPSS的宏。SPSS公司提供了一段宏程序，存储路径为"你的SPSS安装目录\SPSS\Statistics\22\Samples\Simplified Chinese\Ridge regression.sps"。我们在做岭回归分析时，只需要调用它就行，调用语法如下（*后面是注释）。

```
*使用include调用SPSS的宏.
INCLUDE 'C:\Program Files\IBM\SPSS\Statistics\22\Samples\Simplified Chinese\Ridge regression.sps'.
RIDGEREG ENTER = long touwei weight       *ENTER后面是自变量，用空格隔开.
  / dep=y                                 *DEP后面是因变量.
  / start=0                               *start是k的起始值，默认0.
  / inc=0.01                              *inc是搜索步长，默认0.05.
  / stop=1                                *stop是k的终止值，默认为1.
  / k=999.                                *k为个数，默认999.
EXECUTE.
```

进行上述运算后，你会得到如下几个结果：①不同K值下自变量的标准化回归系数；②岭迹图；③R方的变化图。

如何选择结果呢？我们需要选择一定K值下的标准化回归系数，选择的原则是各个自变量的标准化回归系数趋于稳定时的最小K值。因为K值越小我们引入的单位矩阵就越少，偏差就越小。可以看出K值大约在0.05时，各个自变量的标准化回归系数就趋于稳定了。

有了上述的结果，我们就获得了岭回归的各个自变量的标准化回归系数，也算是做完了。但是我们能不能获得非标准的偏回归系数、t值和P值

Report

C:\PROGRA~1\IBM\SPSS\STATIS~1\22\rr__tmp2.sav

R-SQUARE AND BETA COEFFICIENTS FOR ESTIMATED VALUES OF K

K	RSQ	long	touwei	weight
.00000	.97542	2.393471	-2.15574	.751090
.01000	.95864	.607980	-.283630	.657896
.02000	.95430	.426266	-.064358	.616119
.03000	.95209	.363391	.026211	.584518
.04000	.95055	.333852	.077547	.558977
.05000	.94932	.317746	.111300	.537699
.06000	.94827	.308130	.135457	.519612
.07000	.94734	.302014	.153711	.503999
.08000	.94649	.297930	.168027	.490351
.09000	.94569	.295087	.179562	.478294
.10000	.94494	.293032	.189047	.467544
.11000	.94423	.291492	.196971	.457883
.12000	.94355	.290295	.203673	.449138
.13000	.94289	.289329	.209399	.441171
.14000	.94225	.288521	.214331	.433874
.15000	.94162	.287820	.218608	.427154
.16000	.94100	.287193	.222338	.420938
.17000	.94039	.286614	.225605	.415162
.18000	.93979	.286068	.228478	.409776
.19000	.93919	.285542	.231011	.404734

Graph

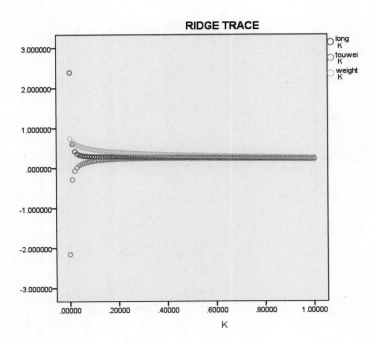

Graph

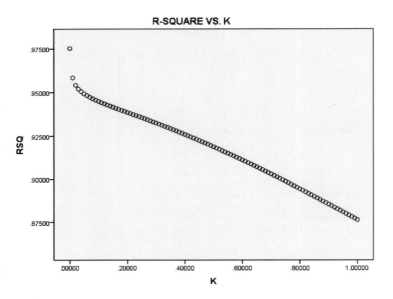

Graph

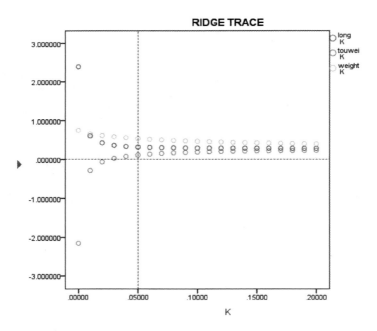

呢？当然是可以的，但是SPSS原始的宏不提供P值的计算，所以我们需要在SPSS的宏中加入这一句话："`.compute ppp=2*(1-tcdf(abs(ratio),n-`

nv-1))．"，这句话就是计算P值的。同时我们对print结果略作修改，将这句话加在下图的位置上。

```
*-------------------------------------------------------------
* Calculate raw coefficients from standardized ones, compute standard errors
* of coefficients, and an intercept term with standard error. Then print
* out similar to REGRESSION output.
*-------------------------------------------------------------

. compute beta={b;0}.
. compute b= ( b &/ std ) * sy.
. compute intercpt=ybar-t(b)*t(xmean).
. compute b={b;intercpt}.
. compute xpx=(sse/(sst*(n-nv-1)))*inv(xpx+(k &* ident(nv,nv)))*xpx*
                        inv(xpx+(k &* ident(nv,nv))).
. compute xpx=(sy*sy)*(mdiag(1 &/ std)*xpx*mdiag(1 &/ std)).
. compute seb=sqrt(diag(xpx)).
. compute seb0=sqrt( (sse)/(n*(n-nv-1)) + xmean*xpx*t(xmean)).
. compute seb={seb;seb0}.
. compute rnms={varname,'Constant'}.
. compute ratio=b &/ seb.
. compute ppp=2*(1-tcdf(abs(ratio),n-nv-1)).
. compute bvec={b,seb,beta,ratio,ppp}.
. print bvec
  /title='-------------Variables in the Equation--------------'
  /rnames=rnms /clabels='B' 'SE(B)' 'Beta.std' 't' 'sig'.
. print /space=newpage.
end if.
```

修改完宏之后，再修改上述调用语句，将其中的K值改为0.05，SPSS就会做K=0.05时的岭回归分析，并给出各个自变量的检验结果，结果如下。

Matrix

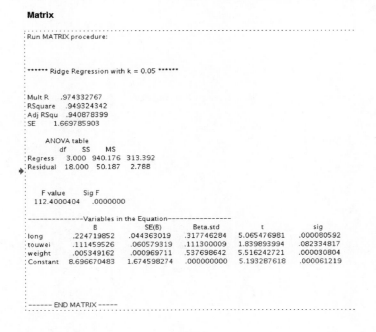

```
Run MATRIX procedure:


****** Ridge Regression with k = 0.05 ******


Mult R     .974332767
RSquare    .949324342
Adj RSqu   .940878399
SE      1.669785903

      ANOVA table
         df     SS      MS
Regress  3.000  940.176  313.392
Residual 18.000  50.187   2.788


   F value      Sig F
  112.4000404   .0000000

-------------Variables in the Equation--------------
          B          SE(B)       Beta.std       t           sig
long     .224719852  .044363019  .317746284  5.065476981  .000080592
touwei   .111459526  .060579319  .111300009  1.839893994  .082334817
weight   .005349162  .000969711  .537698642  5.516242721  .000030804
Constant 8.696670483 1.674598274 .000000000  5.193287618  .000061219


------ END MATRIX -----
```

　　至此完整的岭回归分析就算做完了，各个自变量的标准化回归系数合理多了。

43

你的研究结果能说明先有鸡还是先有蛋吗？——临床研究中的因果推断

石岩岩　赵一鸣

很多做临床研究的医师都希望能够从研究中获得因果联系，但是有些研究结果并不一定能够体现因果联系。如何避免过度推断？我们先看一个例子。

近日一临床工作者拿着已有数据求问统计分析方法。这位临床工作者的数据大致如下。

研究对象分两组：某疾病患病组和正常对照组。

一般资料：有。

拟分析的血清学指标（胆红素水平）：有。

其他血清学指标：有。

这位临床工作者想通过统计分析解决他的主要问题——胆红素水平是否影响某疾病的发生，用流行病学的语言翻译即胆红素水平是否是某疾病的病因（危险因素）。

这个数据本身没有问题，那么问题在哪里呢？在于数据收集前，在研究开始之初，该医师并未对研究方案进行合理设计，导致拿到数据之后，以下关键问题无法回答。

每一个病例的胆红素测定时间是不是都在患病之前？

如果仅仅收集某一个时间点的数据，这种研究明显是横断面研究，只能得到"相关"，得不到"因果"。

时序性在因果推断中显得尤为重要。无论因果推断的标准如何复杂，时序性都是病因推断中最重要的条件。病因推断必须具备由因到果的时间顺序，因在前，果在后。这个先有蛋还是先有鸡的问题，在前瞻性队列研究中比较容易判断，但是在病例对照研究和横断面研究中常常难以确定，这也是因果推断的标准比较复杂的原因，我们需要用不同的试验进行多次研究，才能最终确定因和果的关联。

比如在针对上述数据进行统计分析时，运用Logistic回归成功获得阳性结果即胆红素水平低者患病风险高。但是这一统计分析的前提是明确自变量（因）发生在前，因变量（果）发生在后。所以，在不能明确时序性的情况下，的确没有办法得到某指标的病因学意义。

当然，除了时序性以外，因果推断标准还包括其他方面，总结如下。

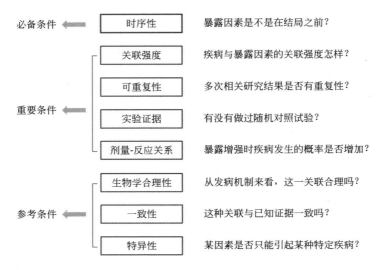

必备条件 ←	时序性	暴露因素是不是在结局之前？
重要条件 ←	关联强度	疾病与暴露因素的关联强度怎样？
	可重复性	多次相关研究结果是否有重复性？
	实验证据	有没有做过随机对照试验？
	剂量-反应关系	暴露增强时疾病发生的概率是否增加？
参考条件 ←	生物学合理性	从发病机制来看，这一关联合理吗？
	一致性	这种关联与已知证据一致吗？
	特异性	某因素是否只能引起某种特定疾病？

要说明的是，在因果关系推断中，除了时序性外，其他标准并不一定均满足，但是满足的条件越多，因果关联成立的可能性就越大。

44

重复测量方差分析和两因素方差分析

王晓晓　赵一鸣

前段时间，室友跟我聊起这么一个研究设计：20个人吃A药，20个人吃B药，分别在其听音乐和不听音乐时测定疗效指标E（E为连续变量）。现在想解决两个问题：①听音乐和不听音乐对疗效有无差异；②A药和B药对疗效有无差异。这种情况如何处理呢？

可以采用以下方法：①分别针对A药组和B药组，在听音乐和不听音乐之间做配对t检验，探讨音乐对疗效的作用；②分别针对听音乐和不听音乐的，在吃A药和吃B药之间做独立t检验，探讨A药和B药对疗效的差异。

先不说这方法正确与否，做两次配对t检验和两次独立t检验太过繁琐，那么怎么办呢？可以采用"两因素方差分析"。如果我们要用两因素方差分析，那我们的研究设计必须有两个分组因素，同时，我们的观察指标是连续变量。大概如下表所示。

	听音乐	不听音乐
A药组20人	A1～A10	A11～A20
B药组20人	B1～B10	B11～B20

乍一看这两种设计方案很像。首先，都有两个分组因素即药物种类、听音乐与否；其次，观察指标E是连续变量。但细心的读者可能会发现，第一种设计存在重复测量的问题，即不论吃A药还是B药，在听音乐时会被测一次，在不听音乐时又被测一次。这就是传说中重复测量的数据，那么肯定要选择重复测量方差分析了。通过重复测量方差分析，一方面可以检验不同条件下的变化，在这个设计中也就是听音乐和不听音乐的差异；另一方面，还可以检验A药和B药是否存在统计学差异。

到这里，大家应该知道什么时候用两因素方差分析、什么时候用重复测量方差分析了。简单来说，选用两因素方差分析还是重复测量方差分析取决于研究设计。如果您的方案中恰巧有两个分组因素，观察指标也是连续变量，这时候我们确认是否存在数据重复测量即可做出正确判断。比如，20人吃A药，20人吃B药，分别在其用药前和用药后测定了疗效指标E（连续变量），假设想探究①用药前和用药后是否有差异；②A药和B药是否有差异。您会选择两因素方差分析还是重复测量方差分析呢？

又比如，20人吃A药，其中10人口服，10人注射；20人吃B药，其中10人口服，10人注射。想探讨①口服和注射对疗效的影响；②A药和B药是否有差异。您又会作何选择呢？

45

R软件—— 一款免费好用的作图和统计软件

张 华 赵一鸣

谈到统计和作图软件，大家可能会想到SAS、SPSS、STATA等，这几款软件都是经典好用的统计软件，但这些软件也存在一些问题。第一，这些软件都是收费的，且收费都比较高，比如SPSS软件的两三个模块可能就需要10万元左右，当然国内很少有人买，但"免费"的版本可能会有问题；第二，部分软件的下载和安装比较困难，安装过SAS的朋友都懂的；第三，这些软件在作图方面都存在较大的改进空间。

今天给大家介绍的R软件也是常用的统计软件，在统计方面不逊于以上几款软件，而在作图方面则是其他几款软件无法比拟的，更重要的是该软件小巧且完全免费。先上两个图给大家看看。

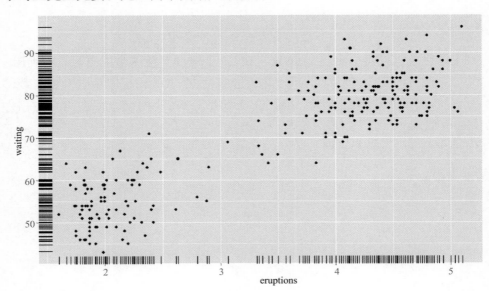

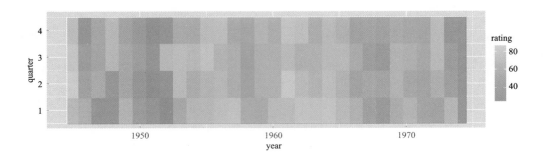

大家是否觉得很高大上呢，其实实现上面最后一个图形，在输入数据后只需要运行以下程序即可。

```
p <- ggplot(pres_rating, aes(x=year, y=quarter, fill=rating))
p + geom_raster()
```

R软件是需要编程的，但R软件发展到今天有很多程序包，我们使用某个功能时，只需要下载这些程序包并给其参数赋值，即可运行得到想要的结果。

R语言是诞生于1980年左右的S语言的一个分支。S语言是由AT&T贝尔实验室开发的一种用来进行数据探索、统计分析、作图的解释型语言。R克隆了S语言的优势，形成了一套完整的数据处理、计算和制图软件系统。重要的是R语言是一个免费开放的系统或平台，任何人可以免费使用软件和程序包，另外使用者也可以编写程序包并上传后供其他人使用。现在可以在R官网上查看几千个程序包，这些程序包使编程变得简单。

R软件的官网是https://www.r-project.org/。在这个主页可以看到R的介绍。为了方便下载程序包，很多国家都有这个软件和程序包的镜像，我国在北方交通大学、清华大学、厦门大学等学校有7个镜像点。在主页点击左边的"CRAN"可以看到镜像点，可以选择一个镜像下载软件，下载完成后双击即可安装，安装过程选默认的设置即可。更多关于R软件的介绍我们会陆续推出。

46

预后研究中只用结局事件的发生率作为评价指标合适么？

李 楠 赵一鸣

　　当我们处理完患者的时候，经常会问自己："这个患者是否会复发/死亡/出现并发症……？"这些问题其实都可以归入预后研究的范畴，而当我们试图通过一系列观察找到影响临床转归的影响因素时，其实已经在开展预后研究了。

　　预后研究常常让医师望而却步，因为很多预后研究都需要建立队列并经过一定时间的随访，而这些工作量让我们感到实现起来很困难。但是随着现在医院记录的逐渐完善以及患者随访管理的推进，很多医院治疗后的患者会形成自然队列，这为医师们开展预后研究提供了不错的现成数据。

　　当我们基于这样的数据进行预后研究时，在明确了临床问题、科学问题、研究对象之后，紧接着就是选择好的评价指标。对于预后，我们最常用的评价指标就是生存率、死亡率、病死率、复发率这些基于结局事件的发生率。比如恶性肿瘤患者，我们常常使用5年生存率或是5年无复发生存率等。这些指标也主导着很多医师的研究及论文。

　　这类指标被广泛使用，最重要的原因就是临床意义明确。当您面对患者的时候，您能明确地告诉患者他在这种情况下5年后还有多大的机会活着，医师容易表达，患者也容易抓住要点，显然比和患者沟通OR、RR、HR现实得多。不过当我们做研究的时候，只分析百分率也可以么？让我们来看个例子。

　　假设我们对某恶性肿瘤患者有A和B两种病理分型，治疗方法完全一样。我们尝试着通过预后研究分析这两种病理分型方式是否是患者的预后因素。研究者收集了40例患者，其中A型患者20例，B型患者也是20例，随访了3

年。在研究终点，研究者计算并比较了两组患者的3年生存率，如下表所示。

	A	B
存活	5	5
死亡	15	15

看上去两组患者的3年生存率一模一样，均为25%。而实际上他们的预后一样么？其实很可能存在着巨大的差异。让我们进一步绘制生存曲线来看看他们的预后。

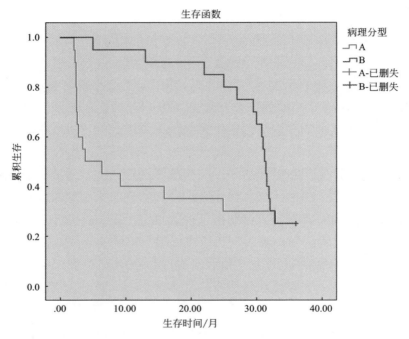

我们看到，B组患者的曲线明显在A组上方，两组虽然在观察终点重合了，但是从生存曲线看，两组患者的预后是截然不同的。A组患者很快出现了大规模死亡，而余下的患者则能存活较长时间；B组患者则在早期死亡很少，但是后期却出现了大规模死亡。

通过上面的例子不难看出，在预后研究中，如果涉及较长时间的随访，通过生存曲线全方位地评价患者的预后，可能比仅仅评价某一个时间点的事件发生率可靠得多。

47

后此谬误，因果推断中的一种错误

陶立元　赵一鸣

　　如果你在读文献的时候看到这样一个标题（如下图）"二磷酸盐和下颌骨坏死：是因果关系还是后此谬误？"会不会茫然？如果你听说过post hoc pallacy那你肯定不会茫然，而且对文章的内容也大概有所了解了。今天就跟大家一起聊一个概念——后此谬误。

Annals of Oncology 17: 1197–1204, 2006
doi:10.1093/annonc/mdl294

review

Bisphosphonates and osteonecrosis of the jaw: cause and effect or a *post hoc* fallacy?

T. Van den Wyngaert[1,2]*, M. T. Huizing[1] & J. B. Vermorken[1]
[1]Department of Medical Oncology and [2]Department of Nuclear Medicine, Antwerp University Hospital, Belgium

Received 4 September 2005; revised 4 December 2005; accepted 9 December 2005

　　何谓后此谬误？正如它的名字一样，就是指因后此而造成的谬误。谬误是逻辑学的概念，逻辑学里有好多好多谬误，但是大多没有直接在医学领域中命名，所以我们也不在此讨论了。后此谬误在医学中有所应用，它主要应用在因果推断中，也就是说我们在医学的因果推断中会因为事件A先于事件B发生而武断地认为A是B的原因、B是A的结果。它的定义是"在此之后，因而必然由此造成"，原来的解释是"A Post Hoc is a fallacy with the following form：A occurs before B, therefore A is the cause of B"。

　　举个例子：Bill买了一台新的Mac电脑，数月来电脑一切正常，一日他在电脑上装了个软件，隔日便无法正常开机，因此他断定新装的软件是导致电脑瘫痪的原因。

　　懂了后此谬误之后，我们再来看那篇文章，文章在摘要中写道：近年来有很多已发表的文献显示，二磷酸盐的使用与下颌骨坏死之间有一定的关系，本文回顾现有证据去探索二者是因果关系还是相关关系（即二磷酸盐的使用是否是下颌骨坏死的原因）。结合标题我们可以发现，作者想表达：如果二者之间不是因果关系，那么大家觉得的二磷酸盐是下颌骨坏死的原因就是一个后此谬误。

到此，后此谬误就结束了。了解了之后是不是很简单啊，在此再跟大家复习一下，在医学领域中因果关系推断的几个要素：时序性、关联强度、可重复性、实验证据、剂量-反应关系、生物学合理性、一致性、特异性。这些要素往往都需要考虑，如果单单考虑时序性就判断了因果关系，是不是就很容易犯后此谬误？

48

审稿意见中的减法

赵一鸣

　　许多人有撰写和修改论文的经历。撰写和修改论文是一个痛苦并有收获的过程，一方面是自我修炼，另一方面杂志编辑部和审稿专家会给我们帮助。给杂志投稿后等一段时间，会收到编辑部回复的审稿意见，其中的要求五花八门、面面俱到，让人雾中看花、不好把握。其实修改论文是有规律的，根据笔者的总结，审稿意见无非两类，做减法和做加法，今天就审稿意见中的减法和大家谈一谈。

　　我们说临床研究论文应该以临床问题和科学问题为导向，这不仅是选题立项时必须遵循的原则，也是论文撰写过程中必须遵循的原则。遗憾的是，有些论文作者不按这个原则做，导致论文出现重大缺陷，学术质量不高。如有些作者以指标为导向、以临床资料为导向、以样本量为导向、以研究方案为导向、以工作总结为导向……写出来的论文有多个主题，目标重点不突出，结果中数据堆积，缺乏清晰的思路和逻辑，不知道作者要研究和回答什么问题。这样的论文质量很差，修改难度很大。针对这些问题，审稿专家往往采用釜底抽薪的方法，建议作者进一步凝练研究的临床问题和科学问题，在现有研究工作和资料的基础上明确研究方案，确定分析思路，寻找创新点，对论文做全面系统的修改。这样建议的第一层意思就是告诉作者这篇论文的选题方向还是可以的，研究的问题有一定的价值，有潜在的刊用可能性，杂志社还是想要这篇论文的。但是论文太乱了，杂志社希望作者在论文中研究和回答一个问题，不要像来稿那样试图在一篇论文中研究和回答所有的问题。这样建议的另一层意思是，作者一定要下大功夫，下决心对论文做大手术，换一个套路修改论文，实际上是重新写论文。

　　做减法实际上对作者提出的要求更高了，原来堆积数据就行了，脑子里一锅酱也可以写论文。现在要凝练临床问题和科学问题，要有明确的临床研究方案，要形成合理的分析思路，这都是过去不熟悉的、没有掌握的专业技能。因此，做减法是作者自我修炼的过程，作者要学习操练自己不熟悉的研究内容，使之成为自己掌握的专业技能的一部分。当我们收到审稿专家提出的做减法的建议时，要静下心来仔细分析一下从哪一点入手，重点研究和回答什么问题，必要时还要查文献，看看哪些事情搞清楚了，哪些还没有完全搞清楚，避免低水平重复的研究方向。有时候可以提出几个不同的方案，然后评估哪个方向最合适，逐渐把目标重点梳理清楚。在做减法的过程中我们会有这样的体验，原来头脑里模糊不清的图景变得越来越清晰，原来感觉到就在前面但抓不住的东西现在能够抓住了，这就是修炼的成果，将终身受用。

做减法是一件非常痛苦的事情。好不容易收集了资料做了分析，图表都出来了，还要砍掉，太可惜了！有这种想法很正常。但反过来想一想，是保留所有结果的论文质量高，还是保留其中一部分的论文质量高？我们撰写发表论文的目的是什么？我们说发表论文才是硬道理。如果做减法有利于发表论文，为什么不用？个人感情和发表论文之间究竟如何取舍，我想大家会做出正确的选择。换一个角度考虑，做减法意味着在这篇论文中只拿出一部分资料，其他方面的资料如果有价值可以另外总结论文，现在1篇论文有可能变成2篇或3篇，何乐而不为？

有人会说，做减法把许多内容砍掉了，论文就会变得非常单薄，还是论文吗？这是一个很好的问题，我们下次在做加法里面讨论。

49

审稿意见中的加法

赵一鸣

在之前的文章中讲到审稿意见无非分为两类，做减法和做加法。做减法的核心是不要在一篇论文中研究和回答所有问题，通过减法将研究和总结的目标重点凝练到一个"点"上，集中研究和回答一个问题，以提高论文的质量。做减法缩小了研究范围，腾出了空间，为论文深入分析并介绍研究的各个细节提供了条件。

还有一类审稿意见是做加法，做加法大致分以下四类。

第一类意见是补充完善对象与方法部分的撰写。许多临床研究论文的对象与方法部分撰写不到位，过于简单。据笔者分析，出现这种情况的原因主要有两个，一是研究者对于自己所做的研究工作非常清楚，介绍时写得很简单，以为这样写自己能看懂、能理解就够了。但作者没有想到读者可能看不懂，因为读者没有做过这个研究，写简单了就无法理解和还原研究过程，在拼图中缺少一些板块，无法构建一个完整的图景。写得过于简单不是作者有意为之，是一种无意识的行为。知道了这个规律，撰写论文时就要换位思考，从读者的角度考虑需要写哪些内容、如何写、写到什么程度。影响科学性的关键环节在不同类型临床研究中不完全相同，审稿意见多为针对该论文的关键环节，要求作者补充完善，这部分内容作者应如实补充说明，即使研究中有缺陷也要按实际情况写。有缺陷的论文很可能是真实的，没有缺陷的论文很可能是假的或掩饰了研究中存在的问题。这部分内容撰写的原则是做到使没有做过研究的读者依据论文提供的信息能够完整地还原研究过程，进而有能力独立地评估研究工作的科学性，决定是否采信论文提供的证据。近年来学术界对临床研究的伦理管理规范要求逐步提高，要求论文中说明研究是否按伦理管理规范实施，研究方案是否经过伦理委员会审查批准，是否获得受试者的知情同意和签字。多数论文的作者不写这方面内容，现在看来不合适了，应按审稿意见补充。

第二类意见是结果的展示和分析不到位。 结果中必须有一个科学故事，这个科学故事有情节，有逻辑，是完整的。故事不完整、逻辑性不强、缺少关键环节影响科学推论等都是常见问题。例如，随机对照研究基线数据均衡性的展示和分析不到位，证实作者通过随机分组获得两组相似患者的证据不足。审稿意见会要求作者补充基线资料的展示和统计学评价，用表格形式展示。某些论文的分析停留在现象描述层面，缺乏深入分析，没有把规律梳理出来，质量不高。审稿意见会建议从某一角度入手深入分析，以提高论文的科学价值和应用价值。某些论文是多因一果的研究，虽然做了单因素分析但没有进一步深入。审稿意见会建议作者进行多因素综合分析探索，从危险因素/预后因素的独立性等角度进一步回答科学问题。审稿专家的经验和做加法的建议往往起到点石成金的作用，帮助作者进一步提高论文质量。

第三类意见是补充完善讨论和参考文献。 讨论不到位，尤其是讨论的主要内容没有与本文研究的主要结果和创新点结合，仅仅重复讨论以往文献报告的内容，这是这一类常见问题。审稿意见会建议作者围绕本文研究的主要结果和创新点，重新组织讨论部分的撰写。临床研究是在复杂的临床环境中开展简单的科学研究，面临一系列的困难和挑战。临床研究过程中的成功经验，可以在论文的讨论部分进行展示。同样，研究中存在的缺陷和不足也可以是讨论中的内容。作者在讨论中主动写明研究的缺陷和局限性，说明作者对这些问题是有认识的，但受条件限制解决不了，今后在这些方面继续努力，对作者和读者都有帮助。这些帮助对作者进一步提升讨论价值和内涵非常重要，作者应认真考虑并下功夫完善。参考文献中缺少近期文献是常见问题，估计是作者在撰写论文时没有补查文献，以申请基金时查阅的文献为基础，忽略了本领域研究的最新动态。建议作者补查文献不仅是一种形式，更重要的是提醒作者补充近期文献检索，跟上学科发展的最新动态，并将这些最新进展与论文的研究结果相结合，在讨论中体现出来。

第四类意见是补充完善其他内容。 如补充基金资助信息、补充致谢等有时会在审稿意见中出现，按审稿意见补充即可。

与做减法的审稿意见一样，做加法的审稿意见多数是可操作的。做加法是将审稿专家的智慧与作者的智慧结合起来，进一步提高论文质量的方法。我们对这些意见的态度是虚心接受，按意见认真修改、完善论文。然后还要想一想，审稿专家为什么要我们做这些补充完善工作，好处有哪些，原因是什么。想多了会悟出一些道理，举一反三，今后的研究和论文撰写可以事半功倍。

50

Logistic回归的预测功能哪里找?

王晓晓　赵一鸣

  Logistic回归是我们的老朋友,它很频繁地出现在医学科研中。比如,我们用Logistic回归分析低出生体重儿的影响因素,考虑的影响因素有产妇年龄、产妇孕前体重、产妇妊娠期间是否吸烟、种族等。分析—回归—二元Logistic回归这个路径必须是驾轻就熟的。但是,Logistic回归的预测功能怎么实现呢?假设来了一个孕妇,我们想知道她的孩子有多大风险是低出生体重儿。

  如果您喜欢数学,喜欢数字,那下面的这个方法也许是您喜欢使用的。Logistic回归会输出如下的图。

方程中的变量

	B	标准误差	瓦尔德	自由度	显著性	Exp(B)	Exp(B)的95%置信区间	
							下限	上限
步骤1ᵃ 产妇年龄	−.027	.034	.643	1	.422	.973	.911	1.040
产妇体重	−.009	.006	2.155	1	.142	.991	.980	1.003
种族	.494	.204	5.878	1	.015	1.639	1.099	2.443
产妇在妊娠期间是否吸烟	1.062	.376	7.980	1	.005	2.891	1.384	6.039
常量	−.441	1.180	.140	1	.708	.643		

a. 在步骤1输入的变量:产妇年龄,产妇体重,种族,产妇在妊娠期间是否吸烟。

  根据Logistic回归模型的原理,我们可以写出公式。接下来的步骤您应该想到了,只要简单地数学转换,就行了,这里就不给大家演示了。因为我们有一个更简单、更快捷的方法,只需要一键,在SPSS中点开"保存"的对话框,选中"预测值—概率",点击"继续""确定"。我们再回到数据视图,发现多了一个变量 PRE_1 ,这就是我们想要的概率(风险)。

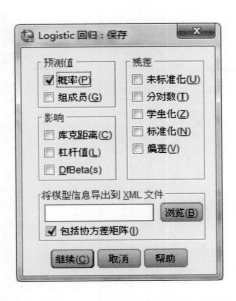

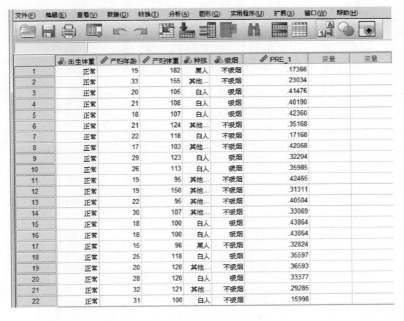

　　这时候我们只需要在数据视图录入新数据,比如下图底行:35岁的产妇、孕前体重70kg、其他种族、妊娠期有吸烟史。这时候,我们重新运行分析—回归—二元Logistic回归这个路径,又有新变化,数据视图多了一个变量 PRE_2。PRE_2相比 PRE_1多了一个数据0.48321。这时候,我们可以告诉这个35岁的孕妇,她产出低出生体重儿的风险是48%。

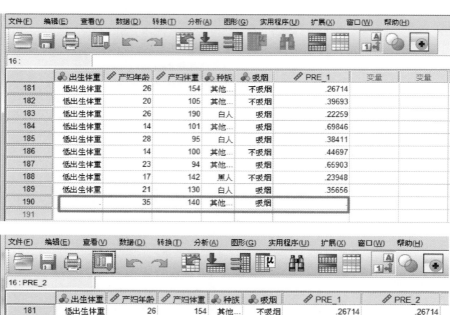

51

参考文献管理软件EndNote——文献导入

石岩岩　赵一鸣

大家在投稿的过程中都要经历参考文献插入Word的过程，这个过程如果用参考文献管理软件的话，会大大提高工作效率。下面我们就介绍一个常用的文献管理软件。

EndNote是一款功能强大的文献管理软件，可以非常方便地在Word中插入所引用的文献。EndNote对英文文献的兼容性好，同时满足将中文文献插入Word中。

这里我们对EndNote插入文献的基本方法做一个简单的介绍，以EndNote X5软件版本为例。

51.1　启动程序

如果从未使用过EndNote，启动后的页面是如下这样的。

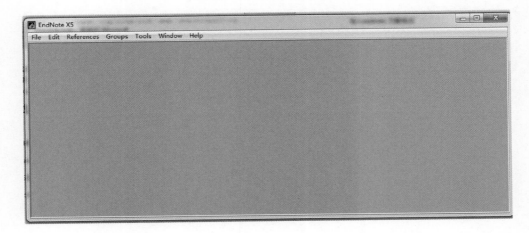

51.2　新建一个数据库

这个数据库就是参考文献即将存在的地方，一般一篇文章的参考文献都放在同一个数据库中。

点击左上角的"File"，选择"New"，出现数据库的新建窗口。

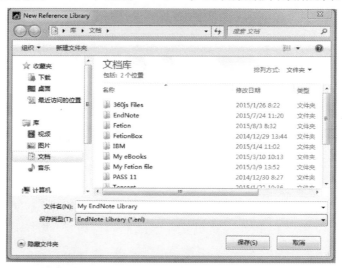

确定数据库的保存位置，自定义一个文件名，保存即可。以后打开时，只要点击"File"，选择"Open"，选择文件名，即可对已有数据库进行操作。

51.3　打开已有数据库

按照上述方法打开数据库，出现以下页面。

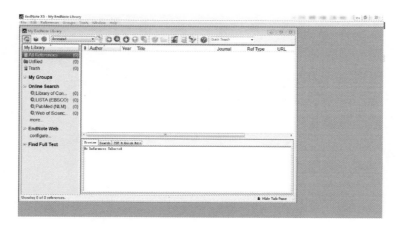

这个新建的数据库中尚无参考文献。

51.4 将参考文献导入EndNote

这一步操作是比较重要的，在EndNote下，有很多导入参考文献的方法。常用的包括EndNote在线搜索、IE搜索、计算机已存文献导入、自行编辑添加等。

（1）用IE搜索　用PubMed搜索得到所需文献。然后，点击右上角的"Send to"，选择"File"，继续选择"MEDLINE"，点击"Create File"，生成一个文本文档。

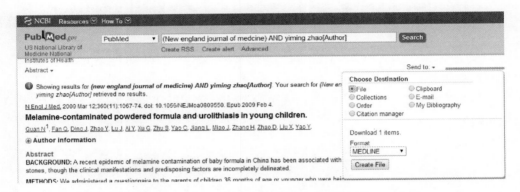

接下来导入："Import File""Choose"刚生成的文本文档，"Import Option"选择"PubMed"，点击"Import"。成功导入文献。

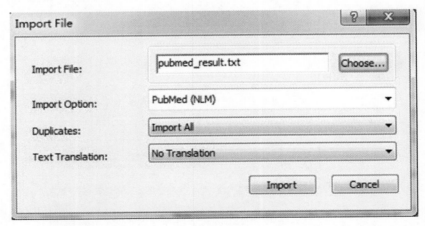

（2）用EndNote在线搜索　以PubMed为例，在确认联网后，首先选择

"Filter"，点击"Edit—Import Filters—Open Filter Manager"，打开Filter
管理器，选择所使用的数据库"PubMed"。

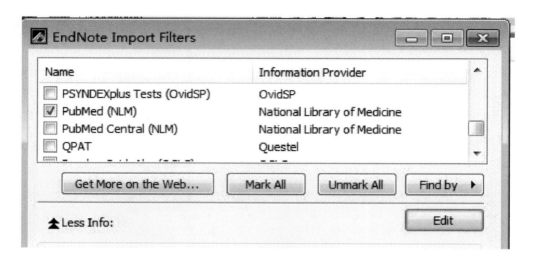

如图所示，进入搜索页面，该页面与PubMed的IE搜索类似，相信大家
一看就会。

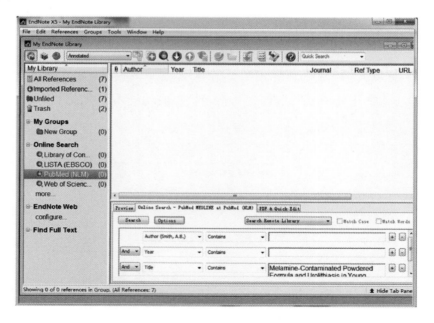

设定好搜索条件后，点击"Search"即完成搜索。点击"OK"即可完
成文献导入。

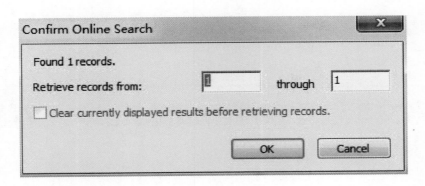

在这里我们就简单了解一下EndNote文献导入常用的几种操作方法，它的文献导入方法还有很多，大家可以逐渐去挖掘。

52

参考文献管理软件EndNote——文献导出

石岩岩　赵一鸣

EndNote是常用的参考文献管理软件之一，将已经存在于EndNote中的参考文献插入到Word文档是一项特别实用的技能，本文旨在帮助读者解锁这一技能。

52.1　打开Word

如果电脑已经安装了EndNote，我们会发现在Word中会显示EndNote，如下图箭头所示。

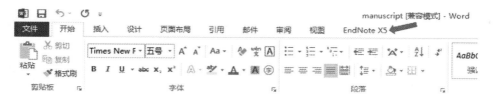

点击该处的EndNote，选择"Go to EndNote"，即可打开EndNote软件。

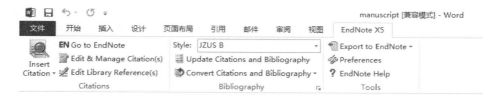

52.2　EndNote显示已导入的文献

如果您曾使用EndNote对多篇Word进行文献插入，那么因为所有的文献都会出现在EndNote中，您最好按照不同的Word文档对文献进行分类，分成不同的group，以利于文献管理和下一步操作。这个步骤比较简单，这里不做赘述。

52.3 选择合适的Style

这一步操作对于参考文献插入后的格式显示非常重要。插入文献时，需在Word所嵌的EndNote中，将Style选为所投杂志。

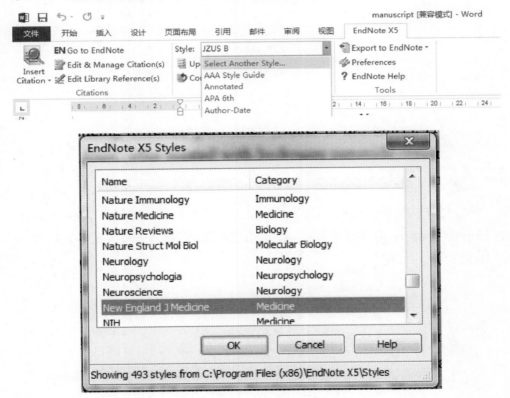

随着EndNote版本的更新，对杂志的兼容性也越来越好，大部分杂志的Style都已囊括在EndNote中，或者很多杂志的投稿系统中提供所需Style的下载链接，您只需下载后将此Style放入EndNote安装时产生的Style文件夹中，再点击"Select Another Style"就能找到它了。如果碰巧所投杂志的参考文献格式没有现成的Style可用，那就只能根据杂志对于参考文献的格式要求，自行编辑（Edit—Output Styles—New Style...）或修改一个类似

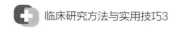

临床研究方法与实用技巧3

的Style（Edit—Output Styles—Edit "..."），从而建立一个新的Style。

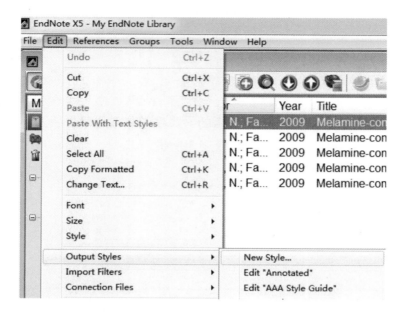

52.4　插入文献

这时，选中目标文献，点击Word页面左上角的Insert Citation—Insert Selected Citation(s)（插入引文—插入选定的引文），即可完成文献插入过程。

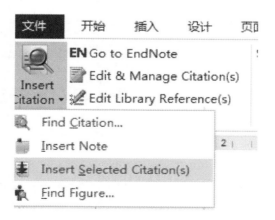

52.5　修改文献编号

在插入文献后，如果需要再增加引用文献，EndNote可以实现后续文献

164

的自动重新编号；如果需要删除某一所引文献，在删除该文献编号后，只需点击Word页面中的"Update Citations and Bibliography"（更新引文和参考书目），EndNote就将对后续的文献自动重新编号，非常省时省力。

53

R软件学习资料介绍

张 华 赵一鸣

之前给大家介绍了R软件。近期有人让我们介绍一下学习的资料，今天就给大家推荐学习资料。

对于R的基础知识学习，很多书都有介绍，而且相关介绍都大同小异，大家随意选择一本即可，主要学习R的帮助系统的使用和R的数据结构及R数据库的建立、导入与导出，我在学习时使用的是《R语言与统计分析》（高等教育出版社，汤银才主编）。另外对于初学者，建议可以观看一部分教学视频。对于教学视频，向大家推荐人大经济论坛的R教学视频，通过该视频可以对R的界面、帮助、安装软件包以及基础的编程等有一个形象化的认知，但该视频需要一定的费用。

对于有一定编程基础的老师，给大家推荐《R语言编程艺术》（机械工业出版社，陈堰平等译）。对于高级编程及深度认识R以及对编程的运行效率、编程的技巧要求较高者可以参考此书。

当然R最大的优势在于作图，对于作图较多的老师，给大家介绍《R数据可视化手册》（人民邮电出版社，肖楠等译）以及《ggplot2：数据分析与图形艺术》，这两本书对我们作出非常漂亮的图可以有很大的帮助。这两本书也都是翻译本，对于作图专业人员可以进行深入学习，而对于一般作图和研究人员，不妨当作词典查看，某天需要作某个图时，拿出来查看相应的示例程序并修改数据参数即可。

以上是笔者在学习R过程中用过的资料，当然大家如果有什么好的资料或者网上资源，也可以告诉我们，我们也与大家一起分享，一起成长。

54

观察性研究和RCT研究的结合
——Zelen's设计(一)

曾 琳 赵一鸣

在RCT研究中，做随机分组的知情同意很困难。不止一个临床医师和我抱怨过在招募患者的时候谈知情同意的难度。其实从患者的角度来看这件事就比较好理解了。如果我们得了病，当然希望获得最好的治疗和照顾，可医师这时告诉你，他正在进行一项临床试验性研究，目标是比较很有希望的新疗法和常规疗法的差别，邀请你参加这项研究，由于研究是随机分组的，所以你不管是进入新疗法组还是常规组的可能性都是50%。这时你心里想的多数就是谁愿意参加试验啊？反正我是不会参加的。既然RCT实施起来有难度，那么一种结合了观察性研究和RCT研究的试验设计就应运而生了。

Zelen's设计是1979年由哈佛大学教授Marvin Zelen提出并发表在*New England Journal of Medicine*中题为"A New Design for Randomized Clinical Trials"的论文。Zelen教授提出了一种有别于传统RCT的设计方案，把研究对象随机分成两组，其中第一组直接采用对照组的标准干预措施，第二组进入知情同意过程，询问研究对象是否愿意接受新方法干预，如果不同意则将接受对照组的标准干预措施。最后通过比较第一组和第二组干预效果的差异，来比较新的干预方法和标准干预方法的差异。其实Zenlen's设计就是一种先随机分组、再知情同意的设计。我们用示意图来了解一下这个设计方案。虽然G1和G2组是通过随机化的方法形成的，但对于G1组的研究对象来说进入G1组和进入一个观察性研究是差不多的。他们代表了一般情况下患者接受标准化常规治疗的效果。而对于G2组研究对象来说，虽然被随机分到了新疗法组，但是依然可以根据自己的意愿选择治疗方案。因此在Zenlen's设计中，知情同意过程相对好接受，患者的依从性也相对比较好。

　　当然，目前对临床研究的伦理要求一直在提高，所以要是现在想采用Zelen's设计，无论是G1组还是G2组都需要进行知情同意，但是G1组的知情同意可以是患者参加观察性研究的知情同意而不需要患者同意随机分组。但无论如何Zenlen's设计在进行知情同意时难度都比传统的RCT设计要低很多，也就是Zenlen's设计更能吸引受试者参加试验。

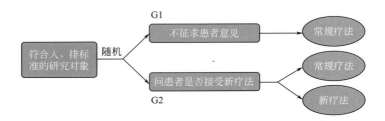

　　Zenlen's设计比较符合临床实际工作的具体情况，切合临床实际，这种方法虽然诞生在1979年，但目前国内却很少有应用这种设计的临床研究。

55

Zelen's设计（二）

曾 琳 赵一鸣

之前给大家介绍了一种观察性研究和RCT研究结合在一起的研究设计，即Zelen's设计。没想到大家都挺有共鸣的，笔者这段时间去外单位开会，就有人提出这个设计的相关问题和我们讨论起来。也许大家对这个设计感兴趣是因为这样的设计在谈知情同意的时候难度较小，研究的可行性比较好。今天就让我们进一步了解这个研究设计。

首先我们先来回顾一下Zelen's设计的示意图。

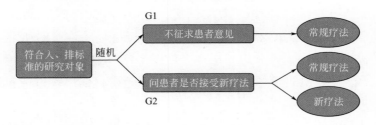

看到这个示意图大家可能首先要考虑的是G1组不征求患者意见就直接给予常规疗法的治疗是不是违背了统计学原则？其实并没有。Zelen's设计也有人把它叫作"预先随机设计"或"随机征求许可设计"，虽然随机分组发生在征求许可之前，但是在目前的伦理学要求的情况下，无论是G1组还是G2组都需要获得受试者的知情同意。只是G1组需要受试者了解他将参与一项研究，这个研究工作类似一个观察性研究，需要收集他的人口学、健康状况、治疗、治疗效果的相关信息。而G2组进行的知情同意过程则是目前有一个新的治疗疾病的方案可供选择，并请他接受新方案的治疗，如果愿意则将接受新疗法的干预，如果不愿意还可以选择常规的治疗方案。当然，研究过程中仍将收集他的人口学、健康状况、治疗、治疗效果的相关信息。那么大家看，这样无论是G1组还是G2组都完成了知情同意的过程。

解决了伦理学方面的疑问，大家可能就想知道：在G2组中，有接受常规疗法的，有接受新疗法的，那么我们将如何进行数据的统计分析呢？统计分析的时候采用什么数据集及如何对受试者进行分组呢？在Zelen's设计中统计分析通常使用意向性治疗分析，也就是把随机分到G1组的受试者作为常规治疗组，把随机分到G2组的受试者视为新疗法组（无论受试者接受的是常规的治疗方法还是新疗法），直接比较这两组受试者的治疗效果的差异。这和平行设计RCT中FAS（full analysis set）集类似，即只要符合入选、排除标准，将经过随机分组的研究对象都纳入统计分析，且受试者的分组严格遵循随机分组的结果。

可能又有人要问，G2组中除了接受新疗法的患者外，还有部分患者会选择常规疗法，那么把G2组中接受常规疗法的人仍视为新疗法组是不是有问题啊？确实如此，G2组中一部分患者用常规疗法，另一部分患者用新疗法，显然这种G1和G2组的比较会淡化新疗法的效果。但是有部分学者认为，这样的G2组和临床实践中的现实情况更接近。我们在临床中真实推广一项新疗法的时候，必然会有部分患者不接受新的治疗方案而选择更为保守的常规疗法，而Zelen's设计恰恰模拟了真实情况，允许G2组中有部分受试者选择常规治疗方案，这时G1和G2组疗效比较差异更接近临床推广时所能获得的效果。但如果说G2组中大部分患者选择了常规治疗方案，只有少数患者选择新治疗方案的话，则说明新的疗法可行性较差，至少目前不是进行新疗法临床试验的时机。

哪些类型的研究可以采用Zelen's设计？哪些不可以？有哪些成功应用Zelen's设计的研究实例可供参考？篇幅有限，这些问题后续再分析。

56

Zelen's设计（三）

曾 琳 赵一鸣

Zenlen's 设计是先进行随机分组，再进行知情同意。本文主要介绍 Zenlen's 设计的注意事项和隐藏优势。

我们知道Zenlen's 设计的特点是先随机再知情同意，按随机化原则分到G1组和G2组的研究对象的知情同意书内容是不一样的，即使分到G2组的患者也还是有选择接受对照疗法或试验疗法的权利。显然，在Zenlen's 设计中是无法对研究对象采用盲法的。随着临床试验RCT研究的开展和推广，盲法的概念越来越深入人心。盲法是临床试验中常采用的一种手段，其目标是减少或者消除安慰剂效应对研究结果和结论的影响。当主要结局指标（primary outcome）是非客观测量指标时，盲法能减少或消除疗效评价者主观因素的影响。可以说盲法是临床试验的一大原则，也是研究结果质量保障的重要措施。但由于Zenlen's 设计的特点，在这种类型的研究中我们无法对研究对象使用盲法，这就给我们提出了一个挑战——如何在Zenlen's 设计中减少或消除安慰剂效应呢？

最为常见的做法是多设计几个分组，如果G1组是常规疗法组，G2组是新疗法组，那么至少需要再设计一个G3组，即常规疗法加安慰剂组。这样虽然我们在Zenlen's 设计研究中无法通过对研究对象设盲来消除安慰剂效应，但是我们依然能通过比较G2组和G3组的疗效差别来分析安慰剂效应。也就是说在计划采用Zenlen's 设计时，应考虑研究的疾病会在多大程度上受安慰剂效应的影响，对于安慰剂效应较大的情况，建议额外设计一个安慰剂对照组。

另外，由于Zenlen's 设计的G2组允许受试者进行选择，也就是可以同意采用试验组的治疗方案，也可以选择采用对照组的治疗方案。这不可避免地会造成交叉（cross-over）的情况发生（有本该采用试验组治疗方案的受试者实际接受了对照组的治疗方案）。那么考虑到Zenlen's 设计中交叉的比例可能会比经典RCT设计中的更多，我们在进行样本量估计的时候应适当地扩大样本量以保证统计检验效能。

刚接触到Zenlen's 设计时，大家可能会认为这种研究设计的优势是能简化知情同意流程，使得研究方案更容易被受试者接受。确实，很多研究者选择Zenlen's 设计是为了加快研究对象的入组速度以按时完成入组。但除此以外，Zenlen's设计还有其他的优势，比如能避免受试者依从性的影响，在经典的RCT设计中，受试者可能在随机分组前就对治疗方案带有自己的主观倾向，可能更希望自己被随机分到某个研究组，一旦随机分配的结果和自己的意愿不符则导致依从性下降，甚至发生脱落。在Zenlen's设计中由于受试者是可以自行选择研究方案的，所以能很好地解决了这个问题。有一篇关于Zenlen's设计的综述回顾了58项研究，其中多数研究者表明选择这个研究设计最主要是为了减少偏倚。

总的来说，这种研究设计方案具有良好的可行性，是传统RCT设计的重要补充。当然由于研究设计方案本身的限制，我们在采用Zenlen's 设计的时候还需要考虑伦理问题、安慰剂效应、交叉的问题等。

57

预后因素研究=指标预后价值的研究？——一个电话引发的思考

李 楠 赵一鸣

今天早上一上班，接到了朝阳医院一位医师的电话，聊了聊关于预后研究如何构建的问题。简单聊了几句之后，突然觉得今天的内容值得和大家一起讨论一下。

预后因素的研究与指标预后价值的研究是一回事儿么？可能看到这个问题，您并不能理解。不妨让我们想象以下两个常见的情景。

情景1 医师A发现，在自己的随访队列中，预后"好"与"不好"的患者初次接受治疗时的用药种类不相同，差异具有统计学意义。

情景2 医师B发现，在某疾病的随访队列中，预后"好"与"不好"的患者在接受治疗前某一实验室指标间存在差别。

这样两个情景，我们可能都会将其归入预后研究的范畴。但是进一步提出临床问题和科学问题的方式一致么？进行下一步研究设计的思路相同么？

在回答这两个问题之前，让我们先来分析一下这两种情况的差别。虽然都是预后研究，但是情景1中潜在的预后因素是用药情况（之所以说是潜在预后因素，是因为我们这时还不知道该因素是否真的影响了预后，毕竟用药的差异可能和疾病类别、严重程度相关）。而用药情况本身也是可以通过人为干预改变的因素。换句话说，如果真的发现用药类别的选择可能会影响预后，我们完全可以通过调整初始用药来改善患者的预后情况。

而情景2中，实验室指标是潜在的预后因素（当然同样无法明确是否是预后因素）。与前一个情景不同的是，实验室指标在很多情况下无法人为进行干预（一些能够有效干预的指标例外，比如血压、血氧、血脂水平等）。因此我们了解这一指标与预后的关联，更多的意义在于预判患者的结局，让医师和患者都能对可能出现的结局有个合理的预期。

两个情景最大的差别在于，我们关心的因素是否可以通过人为干预而使之去除或改变。在预后研究中，当因素可通过干预而发生变化时，我们进行研究的最终目的往往在于摸清效应后，通过合理的改进治疗措施而改善患者结局；当因素无法改变时（比如基因型），我们研究的目的则更多的在于通过预后细化疾病分类本身。

反过来看上面两个问题，似乎就不难回答了。

两个情景的临床问题和科学问题截然不同。情景1倾向于回答干预措施与预后的关联，进而改进干预措施；情景2倾向于探讨指标对预后的预测价值，帮助医师更好地对患者进行分类或对结局有合理预期。

下一步设计和分析思路也会产生差异。情景1会通过目前的队列研究探讨用药类别是否是独立预后因素，如果是的话，可能会进一步通过RCT的方式来验证初始用药类别的效应；情景2首先也还是探讨该指标是否是独立预后因素，但无论其是否是独立的因素，该指标都是潜在的远期结局预测指标，进一步设计时可能会参考诊断试验的方法，来系统评价该指标对结局的预测价值。

当我们解决预后问题的时候，往往会直接从分析入手，探讨是否需要通过多因素分析的手段来确定独立预后因素。看了上面两个情景，我们也许会重新思考这一问题。其实如何分析，还是要看我们研究背后的临床问题和研究的实际价值。其实一些"综合指标"或是"间接指标"，虽然本身并不一定是决定预后的因素，也不能通过干预这一因素而改变预后，但是却能够成为临床医师判断预后情况的一个指标，作为一个诊断指标在临床中出现。

58

如何通过SPSS软件实现随机化过程

陶立元　赵一鸣

随机过程是临床研究过程中至关重要的一部分。在前面的内容中我们也讲过了很多关于随机和随机数的内容。这次将跟大家一起讨论一下如何通过SPSS来实现随机化过程。

在说之前，先跟大家聊一聊随机数的类型，随机数有真随机数（true random number）和伪随机数（pseudo random number）之分。我们平时所使用的无论什么程序产生的随机数都是伪随机数，它是有"种子"的，种子决定了随机数的固定序列。而真随机数很多情况下只能看老天的眼色，比如掷骰子、布朗运动、量子效应、放射性衰变等。我们在临床研究中常用的软件产生的随机数都是伪随机数，伪随机数虽然不具有完全的随机性，但是已经足够用了。

总体上SPSS为随机化提供了两类过程，第一类过程是直接进行随机抽样或分组，第二类过程只生成随机数字，需要研究者依据随机数字自己去进行随机抽样或分组。

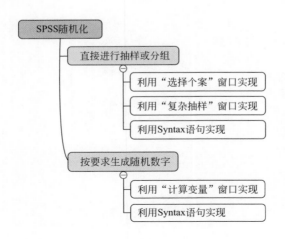

在上述过程中，我们都可以选择采用"随机种子数"或"固定种子数"两种方式来产生随机数。采用"随机种子数"时，随机数字不可重现；采用"固定种子数"时，随机数字可以重现出来。由于SPSS的Syntax不是所有人都常用，在此就不说了，其实大家可以通过点击Paste选项保存任意计算过程的Syntax语句。下面分别介绍其他三种随机数生成方法。

58.1 利用"选择个案"窗口实现

①设定种子数：按顺序点击"转换""随机数字生成器"，点选"Mersenne Twister"（相比兼容SPSS12更可靠），点选"固定值"（设定一个自己的种子数），点击"确定"。这样就设定好了种子数。

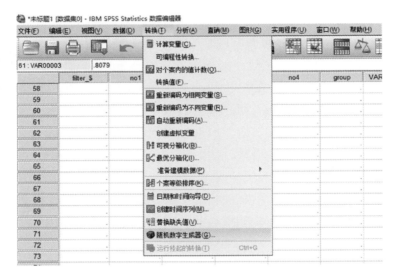

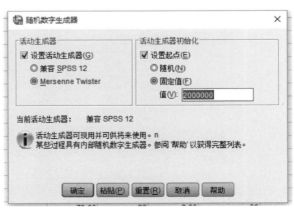

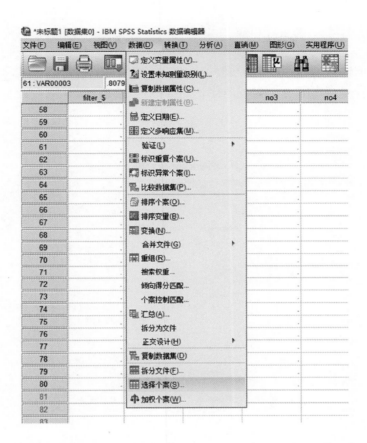

②依次点击"数据""选择个案",点选"随机个案样本（D）",点击"样本",点选其中一个并填入数值,点击"继续",点击"确定"即可。

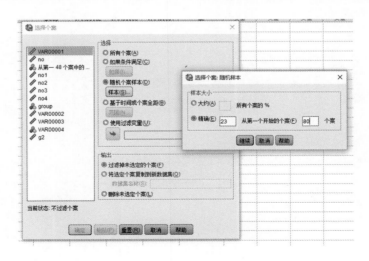

58.2 利用"复杂抽样"窗口来实现

复杂抽样窗口可实现分层抽样，并保存抽样计划和抽样结果文件。按照其提示一步步点击即可。为了简化，后面过程不再截图。

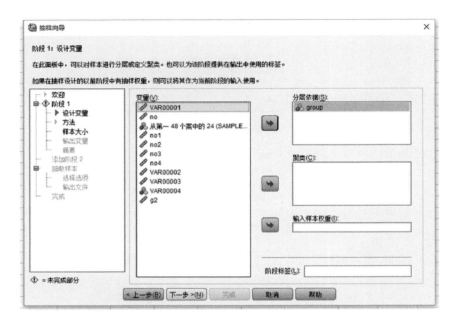

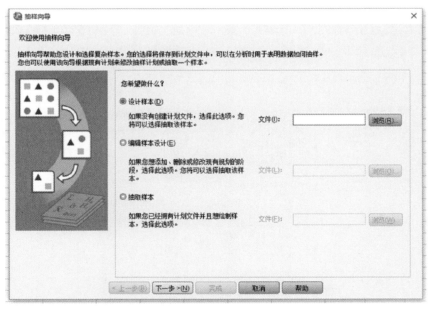

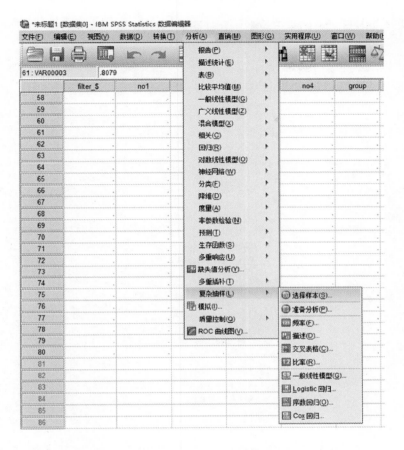

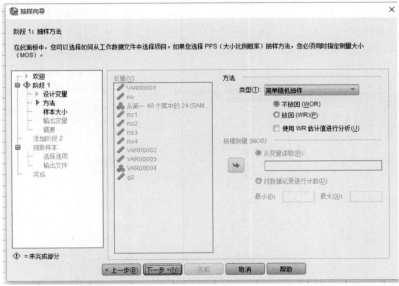

58.3 利用"计算变量"窗口来实现

① 设定种子数，方法同上。

② 点击"转换""计算变量"，在"目标变量"中给变量起一个名字，在"函数组"中点选"随机数字"，点选任意一个随机函数，填入适当的条件，点击"确定"即可。笔者常用"Rv.Normal"或"Rv.Uniform"函数。

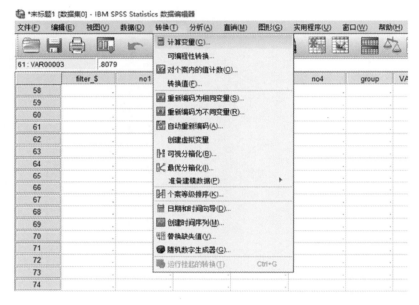

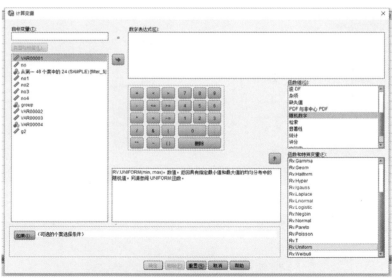

③ 获得随机数字之后，可以采用任意规则去进行随机抽样和分组，当然这个规则是生成随机数字之前就定好的，如打算选取排序前50%的个案入A组等。

59

临床研究中的裁判员

赵一鸣

一场球赛会涉及哪几方的人员呢？场上有运动员、裁判员，场下有教练员和观众，还有大批幕后工作人员（如保安人员、医务人员等），以及媒体人员，更重要的是还有球队的赞助商。总的来说，组织一场球赛，需要有一个分工明确、各司其职的优秀团队。临床研究也一样，高质量的临床研究需要团队的支撑。本文主要介绍临床研究中的"裁判员"。

有些研究是由药厂资助的，出于各种原因，研究者总觉得试验药物比对照药物好，非要做出阳性结果以显示自己的学术水平，同时给药厂一个交代。在这种状态下得到的结果可靠吗？显然需要有人监督研究者是否按方案执行，这样才能保证研究结果的可靠性。

在临床研究中，医师、科研护士、数据录入员等做具体工作的人是"运动员"，监督他们工作是否按SOP执行、是否按要求填写表格、是否有遗漏的人是"裁判员"。临床研究中的"裁判员"实际上就是质量管理人员，有内外之别。内部质量管理人员是课题组内安排的，他们负责监督课题组织实施是否按计划执行、病例入选是否符合要求、数据收集是否规范、数据是否完整等，一旦发现问题就提出警告，要求研究人员按要求核查临床数据，规范操作流程。内部质量管理的优点是运行成本相对较低，能迅速应对出现的问题。但由于内部质量管理人员与课题密切相关，内部质量管理人员的公正性可能会受到质疑。

为了保证公正性，引出了另一类"裁判员"，即外部质量管理人员。外部质量管理通常称为第三方管理，即由与课题组无关、与资助方无关的第三方机构承担课题的质量管理，由第三方对课题的组织实施进行监管。作为独立的第三方，需要按照课题的质量管理方案进行认真细致的监管，包括对每个病例的核对、每个数据的溯源、每份知情同意书签字的确认。如果第三方在监管过程中发现了问题并提出整改要求，当这些问题的确存在、要求也合理时，就证明了第三方的资质和能力。相关管理部门也可以安排或委托某个机构或某些专家对第三方的监管工作进行评估，以保证临床研究符合政府行政部门颁布的各种文件规范的要求。

　　总的来说，临床研究要有"裁判员"，即质量管理人员，要制定相应的管理规范流程，通过制度及其执行保证研究质量，这种制度性安排是临床研究体系建设的重要组成部分，是临床研究走向成熟的标志之一。请注意，"裁判员"必须与"运动员"分开，不能一身兼二任。

60

学术造假的代价，到了不得不买单的时候了

王燕芳

学术造假，早已不是什么新闻。在互联网上，凭"学术造假"就可以搜到上万条结果。这么些人层出不穷，难道真的是走的人多了，也便成了路？不过还有另外一句话，走的人多了也就没了路。据说Dong-Pyou Han就因为学术造假导致了"走投无路"的局面。

Dong-Pyou Han为何许人也？此人为爱荷华州立大学前生物医学助理教授，然而在2015年7月1日，他因在艾滋病疫苗研究中伪造实验数据被判入狱57个月并罚款720万美元，令人唏嘘。

今天，我们就来还原一下事件的始末。此前，Dong-Pyou Han曾宣称兔子在接种艾滋病疫苗后产生了能够中和数种艾滋病病毒株的抗体，他也借此获得了美国国立卫生研究院（NIH）提供的1000万美元研究经费。还没等到这喜人的消息在朋友圈疯转，意外就来临了。2013年1月，另外一个实验室发现其造假行为，证明兔子血清中所含抗体为人类抗体。随后NIH介入调查，最终Dong-Pyou Han承认是他将人IgG免疫球蛋白注入兔子血清中伪造实验数据以获得NIH经费支持。

犯错总要付出代价的。随后Dong-Pyou Han被爱荷华州立大学强制辞职。美国负责调查NIH基金学术不端的科研诚信办公室更禁止他在未来三年内接受联邦基金资助，据说这是科研诚信办公室对造假骗取科研资金行为所给予的最重处理。然而，事情还远未结束。

Dong-Pyou Han的抗艾滋病疫苗研究造假曝光后，负责监督NIH研究经费的詹姆斯·巴拉达克说，这是他了解的NIH近20年内最恶劣的学术造假事件。美国议员查尔斯·格拉斯雷在了解此事后给美国科研诚信办公室写信称

此处罚过轻。经媒体广泛报道及查尔斯对此事的态度，联邦检察官对Dong-Pyou Han提出控告。

2014年6月，因为采用伪造研究结果骗取研究经费，Dong-Pyou Han以4项联邦重罪被起诉。2015年2月，Dong-Pyou Han在联邦法庭认罪，最终获刑57个月，罚款720万美元，出狱后还要接受3年的管制。"艾滋病疫苗有很大的社会需求，利用这种期盼心理以欺诈手段浪费了数以百万计美元的纳税人资金，他必须坐牢，以儆效尤。"检察官尼古拉斯·克林菲尔德接受采访时如是说。

Dong-Pyou Han因学术造假招致牢狱之灾，且不谈这刑罚合不合适，如果以后但凡学术造假都会被施以刑罚，不知是否还有人敢越雷池再走上学术造假的不归路。

61

当 *OR* 不靠谱时怎么办?

张　华　赵一鸣

在临床研究中，当不能计算*RR*时，常用*OR*作为*RR*的估计值描述暴露与结局的关联强度。*OR*的计算不需要知道率，因此给我们的研究和分析带来方便。但在我们统计分析时，常常看到一些看起来不靠谱的*OR*，比如*OR*特别高（高于10），这个时候我们不要庆幸发现了新大陆，因为很多疾病的强关联因素已经被发现，在这种情况下再发现这种强关联因素的可能性极小。那么我们就应该从方法上先看看是否正确。出现*OR*值异常的原因一般有两个：一是我们的样本量较小，拟合的模型不稳定或出现错误，导致*OR*值异常；二是我们的研究中结局发生不是小概率事件，即结局发生比例超过20%及以上。对于第一个原因我们应该扩大样本量再观察，或者找统计专业人员查看模型是否错误，如果不是，看看是不是第二个原因。

我们拟合一个队列研究的数据，总体发病率为50%，如下表所示。

暴露	结局	
	有	无
有	70	30
无	30	70

我们计算*RR*=[70/(70+30)]/[30/(30+70)]=2.3。

而我们计算*OR*=（70×70）/（30×30）=5.4，此时*OR*是*RR*的2倍还多，此时用*OR*估计*RR*就很不准确了。

一些学者建议通过公式将*OR*转换成*RR*，公式如下。

$$RR = \frac{OR}{([1-p_0]+[p_0 \times OR])}$$

式中，p_0为发病率。但此公式也只能粗略估计。

鉴于 OR 值不能准确估计 RR 值,有学者建议在横断面研究中用 PR 来描述暴露与疾病的关联强度,通过拟合 Log-binomial 和稳健 Possion 回归来估计 PR,原理和 Logistic 回归近似。此方法在 SPSS 菜单中尚不能实现,但可以通过 SAS、R 等编程实现,使用时建议咨询统计专业人员。

62

多中心临床研究中的固定入组和竞争入组

李　楠　赵一鸣

随着临床研究自身的发展、医学协同研究网络的建立以及研究者自身能力的提升，多中心临床研究（包括RCT和其他观察性研究）数量也在逐渐增多。由于多中心临床研究需要多个本质上相互独立的医疗机构协同工作，所以在课题组织实施过程中，各参研中心如何协同入组研究对象是关键问题之一。

目前，多数临床医师主导的多中心临床研究都采用了事先分配各中心研究对象数量的方法，即固定入组。固定各中心研究对象例数给研究带来了很大的便利。

（1）当研究设计随机分组时（如RCT），可用的随机分组方法较多。比如可以采用随机信封的方法，事先给每个中心提供随机分组的载体。

（2）各中心任务明确，便于监察各中心研究对象的收集情况。如在同一时间点进行监查时，很容易发现某中心研究对象入组的进度落后于其他中心。

（3）通常研究对象数量是基于各中心实际就诊患者数量分配的，因而督促中心同步完成任务，基本能够保证研究对象的连续纳入，至少各中心纳入患者在实际就诊患者中的构成比类似。

（4）在多中心的横断面研究或队列研究中，通常希望所选研究对象有较好的代表性，因此以固定例数督促各中心连续入组，为后续的处理留下了较多空间。

虽然固定中心入组例数为研究管理提供了明确的依据，但是实际实施过程中并不能保证各中心按实际需求入组患者。最常见的情况是：一些中心研究对象的收集过程异常顺利，早早就完成了所有任务；某些中心由于患者明显少于预期数量、研究管理滞后、医师工作过于繁忙等，入组缓慢。这时就会带来很多问题。比如在多中心观察性研究中，一些疾病的发生可能与季节相关，因此纳入时间的不同很可能带来偏倚，导致纳入快的和纳入慢的中心在一些疾病的发生情况上存在差异；相反，不同季节到医院就诊的患者特征也存在差异，同样也会带来偏倚。此外，随着时间的变化，一些临床常规的治疗措施也会发生变化。

如何避免各中心纳入研究对象的时间差别过大呢？最有效的措施之一就是采用竞争入组的方法纳入研究对象，即事先并不确定每个中心的入组患者例数，而是确定一个统一的研究对象纳入截止时间，各中心同时纳入研究对象，直到研究对象总数达到预计数量时终止纳入。竞争入组的优势很明显，有以下几点。

（1）各中心入组的对象都来自同一时间段，避免了和入组时间相关的偏倚。

（2）最后一个患者入组完成后，各中心同时完成入组工作。即使个别中心入组效率低，也不会给整个研究周期带来太大的影响，保证了研究的执行效率。

（3）可操作性强，研究监察员的工作任务相对较轻。

但是竞争入组同样也存在一些问题，如参研的个别中心研究对象资源过剩，在相同时间内提供的对象数量过大，造成了研究整体人群的代表性受到限制，影响研究的外推性。因此在选择入组方法时，一定先要权衡利弊，即对当下的研究，是外推性更重要，还是保证同期完成入组更重要。

63

德尔菲法及其应用流程

陶立元　赵一鸣

　　在临床工作中有可能需要去构建一个评价体系，如在ICU中如何去评价产科患者的疾病严重程度。有人说用APACHE Ⅱ评分，但是这个评分对于年龄都相仿的产妇来说区分度不够好，可是目前又没有明确针对产妇病情的评分体系。

　　那么该如何去设计这样一个评分体系呢？这时候德尔菲法就有用武之地了。德尔菲法又称专家咨询法，其核心是通过匿名的方式进行几轮函询来征求专家们的意见，然后经过汇总分析来拟定一个综合的结果。大体上说，德尔菲法就是通过汇总各位专家的意见，来进行决策或者是形成某种评价体系，但是这种汇总是一种半定量的汇总方法，不是谁厉害谁说了算。

　　德尔菲法有着以下的优势：①征询的专家多，集思广益；②采用函评和盲评；③重复评价过程，有利于专家合理地修改个人意见。当然它也有缺点：①过分强调形成共识，容易随大溜；②评估领导小组可能会产生偏性；③完美的专家团队并不好选。

　　德尔菲法的一般操作流程如下：①建立评估领导小组；②选择专家；③轮回调查；④结果的统计分析。

　　（1）建立评估领导小组，使之负责研究整个操作过程，另外要求小组成员在评估专家结果时不能带有自己的观点或偏见。

　　（2）选择专家至关重要，选什么人由研究者决定，但是所选的专家一定要有很好的代表性，另外要尽量全面。一般认为选15~50人即可，当然具体人数视研究项目的大小和涉及面的宽窄而定。

　　（3）轮回调查，传统的为4轮调查，但改进的方法也有3轮调查的。

　　（4）统计分析，需要统计以下指标：①专家积极系数（其实就是应答率）；②专家意见集中程度（就是专家意见的集中趋势，如均数）；③专家意

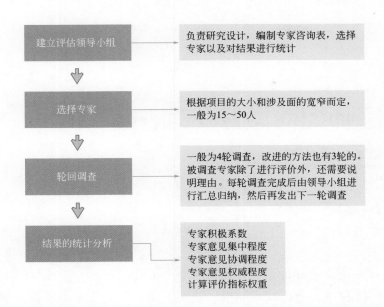

见协调程度（就是专家意见的变异度和相关系数，如变异系数和协调系数w等）；④专家意见权威程度（通过自评或他评来决定，由统一的问卷来完成，是专家熟悉系数和判断依据系数的均数）；⑤评价指标权重指标权重的计算（有平均数法、中位数法、加权均数法、优序图法和层次分析法等，其中优序图法较为简单，层次分析有专门的YAAHP软件可以计算，也可以自己在Excel中写公式计算）。

64

临床医师如何做好一项RCT?
——由一篇文章说起

石岩岩　赵一鸣

随机对照试验（randomized controlled trial，RCT）在临床医学的研究中已得到了广泛应用。它以其"随机、对照、重复"的三原则著称，被认为是临床研究中高质量的研究设计方案之一。那么，RCT究竟有多神秘？如何才能做好一项有临床应用价值的RCT呢？

来看一篇近期发表在Endoscopy（IF：5+）杂志的RCT文章，Impact of reinforced education by telephone and short message service on the quality of bowel preparation：a randomized controlled study。看过这篇文章，再思考如何进行有价值的RCT研究，一定会得到一些启示。

让我们看看这篇文章讲了什么。研究内容很清晰，也很简单。先来看研究流程。

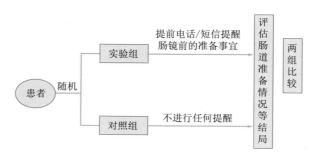

本研究共纳入390名需要进行结肠镜检查的患者，随机分为两组。在肠镜检查前两天，实验组得到电话或短信提醒，增强对肠道准备的充分掌握，对照组未得到该提醒。结果，用波士顿大学医学中心设计的肠道准备量表（the Boston bowel preparation scale，BBPS）测试患者肠道清洁程度发现：

实验组患者的BBPS评分显著高于对照组；与对照组相比，实验组患者表现出较少的焦虑及较高的耐受力。

神秘的RCT，要开展其实并不难。通过这篇文章我们可以看出，包括RCT在内的所有临床研究，出发点都应来自临床实践中发现的问题，即该研究针对的问题：临床中有很多患者肠镜检查前肠道准备不足，而高质量的肠道准备对于成功进行肠镜检查来说是非常重要的。作者通过设计这项RCT，很好地阐明了如何提高肠镜检查前肠道准备的质量，对于此临床问题的解决有着重要的指导意义。

这篇文章验证了临床研究的一个基本原则：只有从临床中发现的问题着手开展研究，才有助于研究成果顺利应用于临床，为临床实践提供证据，有利于循证临床实践的发展。这样设计的临床研究，思路会更加清晰，目标会更明确，结果更容易被读者认可。

参考文献

Lee Y，Kim E，Choi J，et al. Impact of reinforced education by telephone and short message service on the quality of bowel preparation: a randomized controlled study[J]. Endoscopy, 2015，47（11）: 1018-1027.

65

当写文章遇到了Logistic回归

王晓晓　赵一鸣

　　常听周边的朋友反映，不知如何对统计学方法及其结果进行规范的表述，比如常用来探讨影响因素的Logistic回归。本文主要介绍Logistic回归的相关表述。

　　（1）统计学分析中表述Logistic回归时，要报告自变量、因变量及其赋值情况，以及自变量筛选方法。

　　比如，有些探讨低出生体重儿影响因素的文章是这样写的：采用Logistic回归进行多因素分析。

　　好一点的可能这么写：采用Logistic回归分析低出生体重儿和产妇年龄、孕前体重、孕期吸烟史、种族之间的关系，以后退法作为自变量筛选方法。

　　更好一点的，我们可以在统计分析中如此描述：因变量新生儿出生体重为二分类变量（0—正常；1—低出生体重儿），采用二元Logistic回归分析低出生体重儿的影响因素。纳入的自变量包括连续型自变量产妇年龄(岁)、孕前体重(kg)以及分类自变量孕期吸烟史(0—无；1—有)、孕妇种族(0—黄种人；1—白种人；2—其他)，以后退法作为自变量筛选方法。

　　或者我们也可以采用表格展示变量的意义和赋值。

变量名	变量意义	变量赋值
LBW	是否低出生体重儿	0：正常；1：低出生体重儿
Age	产妇年龄	连续变量，单位为岁
Weight	孕前体重	连续变量，单位为kg
Smoke	孕前吸烟史	0：无；1：有
race	种族	0：黄种人；1：白种人；2：其他

　　（2）表述Logistic回归分析结果时，要报告OR值及其95%可信区间、各

变量参照组，这是Logistic回归最核心的结果表述。需要注意，SPSS输出结果中的EXP(B)即为OR值。

变量	B	SE	P	OR	95%CI
年龄，岁					
体重，kg					
吸烟史					
种族					
黄种人					
白种人					
常量					

（3）有些研究也会涉及未调整的OR（crude OR）及调整的OR (adjusted OR)。其中每次只纳入一个自变量进行Logistic回归，得到的EXP(B)是相应自变量的crude OR值，而纳入多个变量时得到的EXP(B)是adjusted OR值。

变量	单因素分析结果					多因素分析结果				
	B	SE	P	Crude OR	95%CI	B	SE	P	Adjusted OR	95%CI
年龄，岁										
体重，kg										
吸烟史										
种族										
黄种人										
白种人										
常量										

这里提一点，当自变量是分类变量时，我们可作适当的省略。比如，上表的吸烟与否，可以省略"吸烟史：否"。当自变量为有序多分类或无序多分类时，同样可以省略某一参照水平。比如，上表的种族，省略了参照水平"其他"。

66

当Logistic回归遇到Log-binomial回归

张 华 赵一鸣

当结局发生率较大时，使用OR来估计RR时会不准确，建议当结局发生率大于10%时，使用Log-binomial回归方法替代Logistic回归。下面简单给大家介绍一下Log-binomial回归。

我们知道Logistic回归的模型是$\ln\left(\dfrac{P}{1-P}\right)=B_0+B_iX_i$，而Log-binomial回归只将模型作一点变化，即将$P/(1-P)$换成P（P为结局发生的概率）。模型很容易理解，但模型等号前的$\ln P$是个负数，而等号后面的$B_0+B_iX_i$可以为正也可以为负，因此在回归时需要加一个限制条件即$B_0+B_iX_i\leq 0$，因此Log-binomal回归是一个有偏估计。

现在我们通过数据模拟比较Logistic回归和Log-binomial回归的结果。我们设定某病的基线患病率为10%，分别模拟$RR=1$、2、3，总人数为1000，暴露组和非暴露组各500例。如下表。当$RR=1$时，暴露组和非暴露组各有50人患病。

RR值	暴露组 （病例/对照）	非暴露组 （病例/对照）
$RR=1$	50/450	50/450
$RR=2$	100/400	50/450
$RR=3$	150/350	50/450

分别使用Logistic回归和Log-binomial回归进行统计分析，得到的结果如下表：

RR	Logistic回归		Log-binomial回归	
	OR	*OR* 95%置信区间	*PR*	*PR* 95%置信区间
RR=1	1.00	0.66, 1.51	1	0.69, 1.45
RR=2	2.25	1.56, 3.24	2	1.47, 2.77
RR=3	3.86	2.72, 5.47	3	2.25, 4.07

可以看出，虽然Log-binomial回归是有偏估计，但估计值与预设的*RR*完全一样，而且置信区间也比较小，即更加精确。因此当结局发生率较高时，应该尝试用Log-binomial回归进行统计分析。

在进行Log-binomial回归时，自变量如果是连续变量，可能会造成模型不收敛，因此我们需要将数据进行加权。具体操作为：复制原数据，对于复制的数据仅对结局变量进行改动（0与1对换）；给予原数据较高的权重（0.99以上），给予复制数据较低的权重（0.01以下），再进行回归分析。Log-binomial回归尚不能在SPSS菜单中实现，如下为SAS程序，供大家参考。

```
proc genmod data=a;
ods select ParameterEstimates;
ods output ParameterEstimates=para0;
weight w;
model y=x/D=BIN link=LOG INterCEPT=-1LRCI;
run;
proc print data=para0;
run;
data para;
set para0;
PR=EXP(Estimate);
LPR=EXP(LowerLRCL);
UPR=EXP(UpperLRCL);
keep Parameter PR LPR UPR;
proc print data=para;
run;
```

67

论文结果为何总要先描述基线情况？

曾　琳　赵一鸣

我们日常工作之一就是接受临床研究中大家遇到的方方面面问题的咨询工作。在谈到统计分析思路时，我们总是会说，首先你应该把研究对象的一般情况、既往史、疾病严重程度、伴随疾病等先描述一下展现给读者，其实用一句话讲就是要描述基线情况。对于刚起步开展临床研究的同学们来说，很有可能是因为看到大多数文献都要做基线情况描述这一步，所以就随大流做了这个分析工作；也有可能是听导师、师兄师姐的建议，先做了个基线描述，但更多的人会忽略这个工作。下面笔者和大家聊聊自己对基线描述的一点认识，敬请大家补充。

67.1　通过描述基线情况让读者认识你的研究对象

论文是展示研究成果的窗口，是和医学同行们交流的平台。论文中的统计分析实际上是用数据来告诉大家你的研究结果，同时请大家推广应用。发表的文章多了，当大家在临床疾病诊疗上都参考你的研究结果时，你就成了学界"大牛"。所以在展示研究最精彩的结果之前，你得先告诉读者你的研究结果究竟是在怎样一群人中得到的。如何快速准确地告诉读者你的研究对象的情况呢？最好的办法当然是借用数据为全体研究对象画出大致轮廓，这就是基线描述。

看到这儿，可能细心的朋友会说：写清楚研究对象入选、排除标准不就可以了么？为什么非要描述基线？这种想法有一定道理，研究对象的入、排标准确实能帮助读者认识研究对象的大致样子。但是，入选、排除标准仅仅是选择研究对象的限制条件，并不代表研究对象的真实情况。举个不恰当的例子，NEJM上刊出一个学界"大牛"做的RCT研究，研究设计很严谨，研究质量很好，在它的入选、排除标准中研究对象可能是18~85岁的某病患者。可是从它的基线情况描述看来，全部的研究对象均在70岁以下。那么问题来了，这个经良好设计和实施的RCT研究结果您会应用到自己70~85岁的患者身上么？我相信大多数人会选择"否"，不会把这个结果应用在自己的高龄患者中。虽然根据这个研究者的入选、排除标准研究对象应该涵盖70~85岁的人群，但是由于我们在基线描述中发现了真实的研究对象都在70岁以下，所以我们才会做出这样的临床决策。总结一下，仅仅依赖研究对象的入选、排除标准就认为可以深入了解研究对象的情况是不全面的；真实认识、了解、掌握研究对象的轮廓还是要靠基线描述，用数字说话。

再多说一点，笔者在审稿时有时还是会遇到入选、排除标准说明要选择重症患者，而从基线描述看，研究对象明明混有轻症患者的情况。可见作为作者应该恪尽职守，把研究对象的基线情况展示给大家；作为读者则应该认真阅读结果部分的基线情况描述，才能深入认识研究结果的实际应用价值和意义。

67.2 如果存在分组，通过基线情况评价组间可比性

大量的临床研究会根据患者特征的不同或者接受干预措施的不同，把研究对象划分为若干组。阅读这类文献的时候我们最常看到的结果部分的第一张表是不同组间研究对象基线情况的描述。这个表起什么作用呢？在笔者看来，这样分组列出基线情况数据的表，其实是让读者判断一下：不同组的研究对象在研究开始前（给予干预前，除了研究特征外）到底有多像。举个例子，在治疗性研究中，通过分组的基线描述，我们可以判断各分组研究对象的相似性。我们当然希望不同治疗组的研究对象越像越好，这样我们得到的不同组疗效的差别就很可能是由于治疗方案不同造成的。也就是说，分组的基线情况描述能帮助我们判断组间的可比性，各分组患者基线情况越接近，组间可比性越好。

现在大家是不是对基线描述有了更深入的认识呢？以后写论文别忘了第一步就要描述一下自己的研究对象。

68

不写就亏了

赵一鸣

　　论文写得简单一点好还是复杂一点好？短一点好还是长一点好？很多人会选择写得简单一点、短一点，说明问题就可以了。简明扼要，用精练的语言直击要害，把问题讲清楚，是写材料的好习惯，论文撰写也应如此。但我们发现一个现象：中文临床研究论文的版面小，通常三四页，而英文论文则比较长，七八页，十几页也很常见，高质量的英文论文通常比较长，写得很细。这一现象给我们提示：如果将论文写得长一点、细一点，是否可以提高论文质量？换句话说，是否写论文时复杂一点更好？上面两个例子看问题的角度不同，结论相反，这让"简单一点好还是复杂一点好"成为一件很纠结的事情，只有搞清楚了才能写出好论文。

　　我们说科学研究论文是用固定的格式向读者提供各种信息，展示一个完整的研究过程。一篇好论文应该提供足够的信息，使没有做过研究的读者，依据论文提供的信息，能够完整地还原研究过程，进而独立客观地评价研究工作是否符合科学研究的普适性原则，是否符合研究规范，结果是否真实可信，其科学价值和临床意义是否具有参考性。基于这一认识，回过头来看我们的问题，即论文写得简单一点好还是复杂一点好，就有了一个评估的基准。这个问题如果展开讲则有许多事情要说，今天就讨论一件事情，即论文中该写的一定要写清楚，否则就亏了。

　　临床研究是在复杂环境中开展的科学研究，条件受限，影响因素很多，因而在研究方案中安排了各种巧妙的方法，以消减干扰，提高研究的可行性和科学性，使研究结果能够反映真实情况，进而依据研究结果梳理总结规律。这些方法在论文中是非常重要的内容，一定要写清楚，否则读者无法了解并判断研究是否符合规范要求，结果是否可信。以随机分组为例，有些论文中只写一句话："将×××例患者随机分为试验组和对照组"。这样的写法过于简单，无法判断随机分组是真是假，有可能作者将随意误认为随机，其实不是随机分组。CONSORT声明要求作者在论文中要具体介绍随机分组的关键细节，如随机分组的序列是如何产生的（是简单随机分组，还是区组随机分组）、用什么工具形成分组序列（用随机数字表形成随机分组序列，还是用计算机软件生成随机分组序列等）等。这些要求看似烦琐，但可以使读者了解随机分组是如何设计和组织实施的，具体方法细节甚至参数的介绍将有助于读者还原随机分组过程，以帮助读者判断随机分组是否规范合理可行。

记得在GCP培训时有句非常经典的话：没有记录等于没干。在写论文时这句话变成：没有写进论文的工作等于没干。这是一件非常吃亏的事情，活干了没有被认可，人家还说我们的研究不是高质量的，而且有论文为证。在给国内杂志投稿、修稿的过程中经常遇到审稿专家/编辑要求作者删减对象与方法部分的文字。如果不假思索就直接删了，很可能会删除重要的内容，导致论文质量下降。当我们遇到这种情况时，应该说明情况、据理力争，保留重要的内容，以保证论文的质量。笔者个人的经验是，当发现审稿专家/编辑的意见不合理时，可以申辩。只要把道理讲清楚，把利弊讲清楚，专家和编辑会接受申辩，并保留相应的部分。

还有一件事情请大家注意，今后读论文时要多留一个心眼，多看看人家的论文中有什么好东西。发挥"拿来主义"，将其作为预案在脑子里存起来，一旦需要可以拿出来解决问题。

69

"试验"与"实验"在哪里用？

赵一鸣

在论文中我们经常会看到"试验"和"实验"，两个专业术语只有一字之差。临床研究通常称为"试验"，如"临床试验"；实验室研究通常称为"实验"，如"动物实验"。"试验"与"实验"的内涵不一样吗？能不能混用？或只用其中一个？查了一下资料，发现两者真的有差别！"试验"是指"为了察看某事的结果或某物的性能而从事某种活动"；而"实验"是指"为了检验某种科学理论或假设而进行某种操作或从事某种活动"。显然两者侧重点不同，"试验"偏重于应用，"实验"偏重于理论研究；"试验"通常在复杂的环境中观察或验证某种具有应用价值的现象，"实验"通常在条件受控的环境中观察或验证某种规律。从上面的介绍和分析看，论文中"临床试验"和"动物实验"的专业术语使用是规范的，我们在杂志中可以见到专业术语的规范使用。

"试验"与"实验"是一个很小的问题，即使用错了也不会引起读者误解，主要涉及的问题是专业术语的规范化使用。做学问做什么？笔者的体会之一是要坚持专业术语的规范化使用，不能望文生义。如现在临床研究中经常出现"随机"，如有的论文中介绍"随机选取100位高血压患者纳入研究"。这种写法有疑问，关键是"随机"意味着机会均等，这100位高血压患者是从多少高血压患者中依据机会均等的原则通过随机抽样方法抽取的？人数和比例要进一步介绍，随机抽样的方法和工具要介绍，被抽中的患者中有多少不愿意参加研究要介绍……显然找100位高血压患者采用随机抽样的方法既无必要，也无可行性，估计是作者将"随意"误认为"随机"。专业术语上一字之差会造成严重的后果。我们在读论文时看到这样的情况会怎么想？我会想这位作者不靠谱，撰写时"随意"和"随机"的差别都没搞清楚，不知道还会存在多少问题，基本上就按垃圾论文处理了。

专业术语规范使用是做学问过程中需要反复练习的内功,要反复琢磨、持之以恒,到了一定阶段会对某些专业术语非常敏感。以后写论文时要注意"试验"与"实验"不要写错了,尤其用拼音或语音输入汉字的时候。

70

研究收集的数据距离统计分析有多远？——数据清洗的大致思路

李 楠 赵一鸣

　　在一般的研究过程中，得到数据库之后，接下来可能就要进入数据分析的阶段了。在经典的临床研究中，我们通常会下大力气在数据收集上，当我们拿到数据之后，肯定会迫不及待地想看看结果。这样会有问题么？答案是肯定的。

　　即便对于药物上市前的临床试验（如三期临床试验），我们花费大量经费和人力，引入了完善质控措施，所得到的数据仍然存在很多问题，需要严格进行数据清洗之后才能进入统计分析的步骤。相比之下，缺少如此严格数据管理和质量控制流程的一般临床研究，数据质量更难以达到分析的需求。因此，对任何来源于临床信息的数据，我们在使用前都应该进行数据清洗。

　　数据的清洗本身是一套相对复杂的工作，临床医师在操作时常觉得找不到规律，无从下手。今天就让我们来简单梳理一下临床数据清洗的大致流程。让我们先来看以下流程图。

　　根据以往人们的认识和我们的实践经验，我们认为在对收集到的数据进行应用之前，至少需要经过四个步骤的操作。

　　（1）数据审查　通过对核心数据进行描述、逻辑关系的核查，必要的时候结合人工翻阅数据，尽可能多地找到数据中可能存在的对分析的实施或结果有影响的错误。为下一步对问题数据进行清理奠定基础。

　　（2）数据清理　将审查过程中发现的问题进行分类汇总，结合错误类别、错误对结局的影响、错误的严重程度，对错误数据进行处理。多数情况下会进一步判断发现的"问题数据"是否真的是错误，还是仅仅是偏离了一般情况的正确数据。对于错误数据，通常会做删除处理。如果能够找到数据

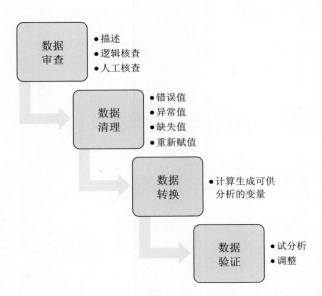

来源，并得到原始的正确数据，我们也会考虑使用正确的数据对错误的数据进行替代。

（3）数据转换　在清理数据后，会留下不少因删除错误数据而带来的数据缺失。此时我们会评价缺失数据的类型，进而采取不同的处理方法。此外我们还需要生成一些衍生变量（比如BMI、变量重新赋值、时间日期计算等）。

（4）数据验证　在完成上述步骤之后，我们就可以尝试对数据进行试分析了。试分析并验证数据的可靠性之后，才会最终进入数据分析的流程。

对于常见的临床研究，上述数据清理的过程是非常必要的。尤其是现在随着医院信息系统数据结构的完善，越来越多的医师和研究者尝试调用医院信息系统的数据进行数据挖掘和分析，从而回答某一科学问题。而数据的初始收集目的是为临床服务，不一定能够满足科学研究的准确性和精确性，此时数据清洗的工作就变得越发重要了。如何解决、由什么人解决数据问题，医学研究者至少还是需要对数据分析前必备的过程有一些了解。

71

简要介绍累积Meta分析

陶立元　赵一鸣

累积Meta分析是指按某一顺序对获得的研究进行Meta分析。累积Meta分析是把研究作为一个连续的整体，将各个纳入的研究按照一定的次序（如发表时间）累加在一起，进行多次Meta分析。另外，如果有新的试验结果发表后，就可以进行一次新的Meta分析。

累积Meta分析与传统Meta分析的共同点是：分析方法是相同的。

累积Meta分析与传统Meta分析的不同点是：传统Meta分析只进行一次分析，而累积Meta分析进行多次分析。传统Meta分析能够获得汇总的结果，但是却不能分辨出各研究结果对汇总结果的影响；累积Meta分析不仅能够获得汇总的结果，在多次Meta分析的过程中能够比较汇总结果的动态变化，还能够比较新加入研究对总体结果的影响。

累积Meta分析的"累积"方式都有哪些？所谓的累积方式就是按照某种顺序依次分析。这些顺序有：单篇文章的发表顺序、单篇文章的样本量大小、单篇文章的疗效差异、单篇文章的质量评分等。

累积Meta分析示例。如下图1是某研究中传统Meta分析的结果，我们可以看到汇总统计量为0.88，图2为按照发表时间进行的累积Meta分析结果，当累积的研究到1999年时首次出现了差异有统计学意义（$OR=0.80$，$P=0.03$）。但是累积后面的研究时又出现了差异无统计学意义，直至累积到2003年的结果时又出现了差异有统计学意义。如此操作，有利于分析某一项研究对总体汇总统计量的影响。

累积Meta分析检验水准的争论。有学者提出，多次进行Meta分析，有可能导致犯 I 类错误的概率增大，应该对每次分析的检验水准进行调整。也有学者认为其分析思想可用贝叶斯理论解释，不需要调整。

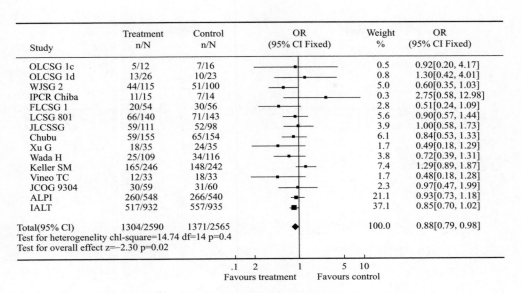

Study	Treatment n/N	Control n/N	OR (95% CI Fixed)	Weight %	OR (95% CI Fixed)
OLCSG 1c	5/12	7/16		0.5	0.92[0.20, 4.17]
OLCSG 1d	13/26	10/23		0.8	1.30[0.42, 4.01]
WJSG 2	44/115	51/100		5.0	0.60[0.35, 1.03]
IPCR Chiba	11/15	7/14		0.3	2.75[0.58, 12.98]
FLCSG 1	20/54	30/56		2.8	0.51[0.24, 1.09]
LCSG 801	66/140	71/143		5.6	0.90[0.57, 1.44]
JLCSSG	59/111	52/98		3.9	1.00[0.58, 1.73]
Chubu	59/155	65/154		6.1	0.84[0.53, 1.33]
Xu G	18/35	24/35		1.7	0.49[0.18, 1.29]
Wada H	25/109	34/116		3.8	0.72[0.39, 1.31]
Keller SM	165/246	148/242		7.4	1.29[0.89, 1.87]
Vineo TC	12/33	18/33		1.7	0.48[0.18, 1.28]
JCOG 9304	30/59	31/60		2.3	0.97[0.47, 1.99]
ALPI	260/548	266/540		21.1	0.93[0.73, 1.18]
IALT	517/932	557/935		37.1	0.85[0.70, 1.02]
Total(95% CI)	1304/2590	1371/2565		100.0	0.88[0.79, 0.98]

Test for heterogenelity chl-square=14.74 df=14 p=0.4
Test for overall effect z=−2.30 p=0.02

.1 2   1   5 10
Favours treatment   Favours control

图1　Peto's法的比值比图

Study	Treatment n/N	Control n/N	OR (95% CI Fixed)	OR (95% CI Fixed)	P值
1988年	18/38	17/39		1.15[0.47, 2.83]	p=0.72
1991年	62/153	68/139		0.71[0.45, 1.13]	p=0.15
1991年	73/168	75/153		0.80[0.51, 1.24]	p=0.73
1992年	93/222	105/209		0.71[0.49, 1.04]	p=0.08
1993年	159/362	176/352		0.78[0.58, 1.05]	p=0.11
1993年	218/473	228/450		0.83[0.64, 1.07]	p=0.16
1995年	277/628	293/604		0.83[0.66, 1.04]	p=0.11
1998年	295/663	317/639		0.81[0.65, 1.01]	p=0.06
1999年	320/772	351/755		0.80[0.65, 0.98]	p=0.03
2000年	485/1018	499/997		0.89[0.75, 1.07]	p=0.2
2001年	497/1051	517/1030		0.88[0.73, 1.05]	p=0.14
2001年	527/1110	548/1090		0.88[0.74, 1.05]	p=0.15
2002年	787/1658	814/1630		0.90[0.78, 1.03]	p=0.13
2003年	1304/2590	1371/2565		0.88[0.79, 0.96]	p=0.02

.1 2   1   5 10

图2　累计的比值比及置信区间

参考文献

[1] 廖日强，吴一龙，杨学宁，等.非小细胞肺癌完全切除术后含铂辅助化疗方案的累积Meta分析[J].循证医学，2003(04): 196-201.

[2] 赵景波.累积Meta分析方法及其在临床医学研究中的应用[J]. 循证医学,2002(03):167-171.

[3] 张天嵩，钟文昭，李博.实用循证医学方法学：2版[M].长沙：中南大学出版社，2014.

72

从分析集的定义理解ITT分析和PP分析

石岩岩　赵一鸣

　　在很多临床试验相关的报道中，经常可以看到如此字样：按ITT分析结果如何，按PP分析结果如何。这是什么意思呢？

　　ITT分析（intention-to-treat analysis，意向性治疗分析），PP分析（per-protocol analysis，遵循研究方案分析），二者是进行临床研究结果分析的不同方法。在疗效分析方面，ITT分析和PP分析的两种结果有时相符，有时却不相符。这是为什么呢？

　　这里，让我们先引出统计分析数据集的概念。简言之，数据集就是指在统计分析时，将哪些数据收集起来进行研究。ITT分析和PP分析的不同就体现在所分析的数据集上。其中，近年来提到的ITT分析，其所用数据集为：全分析集（full analysis set），实际上是ITT的子集，也就是说，只要受试者已经入组，至少服用了一次研究药物，即使后期由于不良反应等退出了试验，仅经历部分试验过程，但由此产生的数据仍纳入统计分析。PP分析所分析的数据集为：符合方案集（per-protocol set），这是全分析集的一个子集。顾名思义，符合方案集包含的是严格按照方案执行试验过程的受试者，他们完成了方案设计的全过程用药。

　　ITT分析和PP分析对中途违背研究方案的受试者的处理原则是不同的。下面我们举个例子。

　　现有某药物，其疗效好，但不良反应大。进行该药物的RCT研究：A组为试验药物组，B组为安慰剂组。A组由于药物不良反应大，中途退出者多（疗效尚未显现）。

　　ITT分析：将A组的中途退出者（疗效尚未显现）也纳入分析，稀释了A组真实的疗效，如此便低估了药物疗效。

　　PP分析：仅对完整执行研究方案的受试者进行分析，剔除了中途退出者，因而可能会夸大药物疗效。

由此可见，由于对临床试验分析时有不同的统计分析集可供选择，而选择不同分析集将可能使分析结果不一致：其中，ITT分析通常会使两组间差异不那么容易被发现，分析结果通常较为保守；PP分析则通常会夸大两组间的差异。不同类型的临床试验应选用各自适宜的分析方法。如在优效性试验（为了检验试验药物疗效是否优于对照药物）中，为了避免对疗效的夸大估计，通常选择全分析集进行分析。又如在验证性试验时，应该同时做ITT和PP两种分析，得到一致的结果则认为该试验较为可靠。

73

写论文为什么要参考报告规范？

曾 琳 赵一鸣

　　我们知道RCT研究报告有CONSORT声明，病例-对照、队列和横断面研究等观察性研究报告有STROBE声明，诊断研究报告有STARD声明。为什么我们写论文要参考这些报告规范呢？我自己想怎么写就怎么写不可以么？但是，论文并不是传达感情、描写景象和刻画故事，论文要按一定的通用结构组织撰写才能达到学术交流的目的。

　　对研究设计来说，有其设计的关键点，比如病例-对照研究要注意病例的来源、对照的选择，研究的暴露是不是在疾病发生之前等，只有把这些关键点都写到、写清楚，才能让读者通过论文了解你的研究、评价你的研究、应用你的研究成果。我们处于一个知识爆炸的信息时代，据不完全统计，全球出版的科技期刊约12万种，医学期刊约3万种，不同的临床学科需要关注的期刊不下几十种。怎样才能快速地从论文里提取我们关心的信息呢？循证医学出现和发展以后，我们发现快速读懂文章，快速提取信息的方法就是让文章都按某种结构去搭建（其实，可能是这样更容易在做Meta-analysis和Systematic review时快速获得需要的数据和进行研究质量评价）。

　　下面我们以CONSORT报告规范的某几个条目为例，讨论一下为什么我们汇报RCT研究要采用这种报告规范。

　　CONSORT声明中提出：在RCT研究报告中，方法部分应说明随机分配序列是否隐藏。这个要求能让我们看论文时很方便地从方法部分找到相关内容，从而评价这个RCT的研究质量。如果研究者没有隐藏研究随机分配方案，那么在研究对象入组的时候很可能会发生随机分组方案被人为破坏的情况。比如有A、B两名患者同样符合入选、排除标准，也同意参加研究，他们将几乎同时被随机分到老药组和新药组。这时到底A和B谁先入组呢？如果随机分配序列没有有效地隐藏，也就是研究者知道下面两个随机号所对应的组别，而B患者是研究者的熟人介绍参与这个研究的，希望加入新药组。在这种情况下，很可能研究者会控制A和B的入组顺序，从而破坏随机分配方案。所以，CONSORT声明中的这条要求很重要，我们可以通过对研究方法部分的阅读来迅速判断随机分配方案是不是容易被破坏，研究质量到底好不好。同样，在CONSORT声明中指出我们应该在RCT研究报告的结果部分说明研究各组受试者的数量（做分母），其实就是说论文中的研究结果是针对哪个分析集得出的，是FAS集还是PP集？我们知道PP集由完全符合方案的受试者组成，不按方案接受治疗的、失访的受试者都不纳入分析，而在研究中失访很可能是由于疗效不理想或者不耐受治疗方案，如果这种情况在新药组中更多见，基于PP集分析的结果很可能会高估新药组的效果。这时CONSORT声明的规定就能帮助我们分析研究结果的真实性。

另外，其实这些研究报告的规范是帮助我们组织汇报研究结果的好方法，套用声明里的条目到论文中去，不会漏掉研究设计、研究结果的关键点，也帮助读者理解我们的研究、读懂我们的研究，虽然是个机械的要求，但却是提高效率的好办法。所以下次写论文不妨根据研究设计套用合适的论文报告规范。

74

病例-对照研究还是病例对照研究？

赵一鸣

    记得很多年以前有一次去超市，看到一个牌子上写着蛇果多少钱。"蛇果"？我的第一印象是又有一种新的水果，估计是外国的，看看是什么。结果，"蛇果"就是苹果！把苹果改称蛇果抓眼球，把土水果换个名变成洋水果，这只是文字创新。我不认为这样做有什么好处，这样只能把事情搞复杂，给人们制造一些麻烦和谈资。这种事情在学术界也时有发生，比如专业术语的修改就经常出问题。如果改好了也不错，万一改不好就会造成混乱。今天我们就来谈谈"病例-对照研究"这个专业术语的规范化问题，以及要不要改的问题。

    "case-control study"是舶来品，早期国内学术界将其翻译为病例-对照研究，其中病例和对照之间有"-"。20世纪90年代以后不知道什么原因变成了病例对照研究，中间的"-"消失了。源于英文的专业术语的翻译要忠实于英文原意。"case-control study"是一种由因到果的研究方案，找一组病例，找一组对照，作为研究的切入点，然后寻找与疾病相关的危险因素。在"case-control study"中，"case"与"control"是互相比较的两个组，"case"与"control"之间加"-"表示它们是一对，反映结局的差异，含有互相比较的意思。"case-control study"的英文原意准确地抓住了这种研究方案中最主要的特征，因而专业术语恰当准确。与英文专业术语对应的中文专业术语——病例-对照研究，在名词的对应和结构的对应方面都准确地反映了英文专业术语的表象和内涵，翻译准确合理。迄今为止，"case-control study"在学术应用中没有变化，但中文专业术语去掉了病例与对照之间的"-"，在原因不详的情况下这种做法似乎有问题。去除"-"后，原专业术语中反映"-"内涵的"一对""比较"等含义无法体现，与英文专业术语形式也不一致。

源于英文翻译的中文专业术语可以调整，但调整必须讲清楚原因，要明白调整后的实质性获益是什么。至今我没有听到哪位专家对这种调整的必要性和实质性获益做出合理的解释，只是专业术语短了一点，少了"–"。在没有对中文专业术语调整做出合理解释的情况下宜静不宜动，保险的做法是继续沿用"病例–对照研究"。我建议中华医学杂志社在发表论文时沿用"病例–对照研究"，也希望其他杂志和教科书在出版时沿用"病例–对照研究"。当然，广大作者在撰写论文时也要考虑"病例–对照研究"的规范化使用问题。

在中文专业术语中是否要加"–"是一件可以琢磨的事情。如剂量–反应关系（dose-response relationship）、剂量–效应关系（dose-effect relationship）、时间–效应关系（time-effect relationship）中间要加"–"。有些英文专业术语中有"–"，但中文没有，如循证医学（evidence-based medicine）、横断面研究或现况研究（cross-sectional study）。为什么会出现这些现象大家可以琢磨，一时想不明白没关系，这是一件有思考价值但不着急的事情，可以慢慢来。如果您对某个专业术语的规范化有想法，欢迎给我们投稿。

75

SPSS的转换功能，您值得拥有

王晓晓　赵一鸣

在进行数据分析时，常需要对原始数据进行适当的转换，也许需要将连续变量转换为分类变量（比如将年龄转换为 < 30岁组和 ≥ 30岁组），或者将分类变量重新编码（比如将血型A、B、O、AB转换为A型和其他），又或者要生成新变量，SPSS都可以帮您实现。

我们先说说如何生成新变量。

示例数据有这么两个变量，一个收入"income"和一个因买车的支出"car"。那目前结余多少呢？也就是说，我们要根据收入和支出，新生成一个收入和支出之差的变量。在SPSS工具栏中选择"转换—计算变量"，弹出的对话框如下。首先需要定义新变量的名称，也就是图中的目标变量。在这里，我们定义为"remain"。此外，我们可以选择"类型和标签"定义变量类型和标签。然后，在右侧文本框写出数字表达式即可。当然，您也可以通过"函数组"和"如果"进行公式的书写和条件的设置。

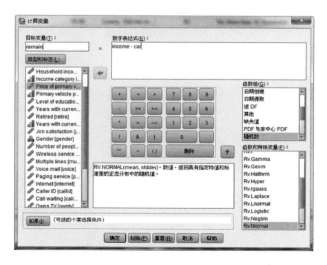

更多时候，我们会把连续变量重新转换为分类变量，比如对年龄进行分组。可通过下方的"如果"设置分组的条件，如年龄小于60时，年龄分组变量age$G$=0。

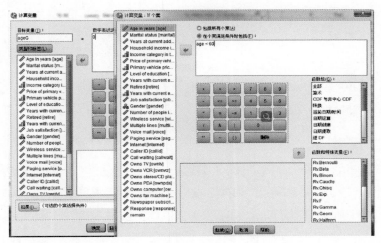

当然，也可以通过编码新的变量实现变量之间的转换。如将收入"income"进行分组。在SPSS工具栏中选择"转换—重新编码为不同变量"，弹出的对话框如下。这里说一句，"转换—重现编码为相同变量"虽说也可以帮助我们达到目的，但因其覆盖原始变量的劣势，故不推荐使用。

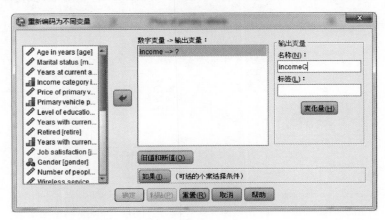

将"income"选入中间的文本框，此外，需定义"输出变量"的名称（如"incomeG"）。接下来，选择"旧值和新值"定义编码规则。比如，我们在旧值中写入0~25岁的范围，新值定义为0，点击"添加"，直到完成重新编码。返回到上图页面，点击"更改"。

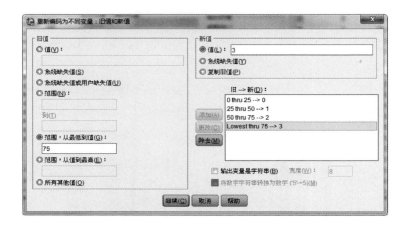

关于范围的设置，需要明确一下端点的归属。如图，我们定义0~25岁为1组，也就说≥0岁和≤25岁的都被分到1组。另外，文本框中关于旧-新的赋值，按规则顺序执行。比如，0~25为1，25~50为2，那25是被分到1组还是2组呢？按照规则顺序，第1条＞第2条＞第3条，我们就可以知道25会被分到1组。

倘若，我们是这样的赋值规则，第1条：25到50，第2条：0到25。那25就是1组了。

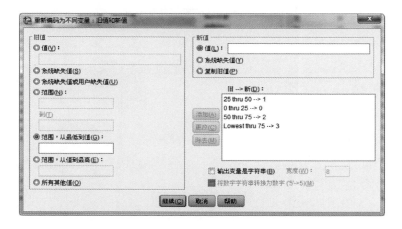

76

从"患病概率"角度看临床专家是怎么炼成的？

张 华 赵一鸣

首先解释一下"患病概率"。此"患病概率"不是流行病学中的患病率，而是临床获取一定的诊断结果（包括物理诊断和其他诊断结果）后可能患某病的概率，统计学称为先验概率，如某人有发热和咳嗽症状，其上呼吸道感染的患病概率。在临床诊断中这种患病概率的使用要远远高于流行病中的患病率，主要原因是临床上见到的就诊者已经不是普通人群，多数是有某种症状或者某些特征的人群，这个人群的患病概率较流行病中的患病率要高很多。例如一个流行病调查显示心脏病的患病率是8%，这对于国家政策及疾病预防有重要作用，但对于临床诊断用处不大。而如果知道60岁以上而且有心慌症状的人心脏病的患病概率是30%，那么临床上见到这类人，可以提示我们应该做一个心电图检查并进一步进行干预。

患病概率的高低会影响相应诊断试验的开展及诊断结果的解读。比如上面60岁以上而且有心慌症状的就医者应进行心电图检查，是因为有这两个风险特征的人患病的风险较高，而心电图简单无创，结果灵敏。

对于下面这个例子就不同了，某男性伴胸痛症状，是否需要乳腺检查排除乳腺肿瘤呢？答案是不需要，因为伴随这种症状的男性患乳腺肿瘤的概率低于1%甚至低于0.1%，做出来的结果阴性概率很大，而且射线检查可能会造成一定的伤害。同时我们看看此时这种检查的阳性预测值（诊断试验结果阳性的人中有多大概率患病）。假设有1000人，患病概率是1%，灵敏度和特异率均为90%，见下表。

是否患病	某诊断方法	
	阳性	阴性
患病	9	1
未患病	99	891

阳性预测值 = 9/(9+99) = 8.3%，此时检查得到阳性结果，也只有8.3%的可能性患上乳腺肿瘤，即患病概率低时做这种检查的意义较小。

再举一个例子，某女性患者20岁，有发热和咳嗽症状，此时是否需要做胸部X线片确诊呢？回答应该也是否定的，此时或许直接给予退热和消炎药处理即可，因为患病概率已经很高，再做射线检查对人体有一定的伤害，对于治疗方式影响不大。此时我们计算阴性预测值（诊断试验结果阴性的人中有多大概率未患病）是怎样的。（假设有1000人，患病概率为90%，灵敏度和特异度均为90%）

是否患病	某诊断方法	
	阳性	阴性
患病	810	90
未患病	10	90

此时阴性预测值 = 90/(90+90)=50%，即胸部X线片阴性情况下仍然有50%的可能性为患病，如不干预，其预后较差。

因此临床上患病概率高低直接影响是否做进一步的检查，也会影响我们对检查结果的解读。但要运用患病概率需要解决两个问题：①患病概率的估计；②患病概率在什么范围需要做某检查或者某干预。临床医师诊疗过程也主要解决这两个问题，医师在成年累月的诊疗过程中不断修正对上面两个问题的认识，因此临床上越有经验的大夫对这种患病概率的估计越准确，进一步的检查或干预也越合理。

注：文中数据均为假设，如有不妥请批评指正。

77

CER、OcR和RWR都是什么？

陶立元　赵一鸣

近些年来，在临床研究方法的领域出现了一些新词，如comparative effectiveness research、outcome research和real-world research等。它们都是什么意思，是在何种情况下提出的，又有什么用呢？下面我们就跟大家一起来认识一下它们吧。

77.1　comparative effectiveness research

comparative effectiveness research（CER）翻译成中文叫"比较效果研究"，大部分临床研究都是在比较效果啊，它有什么特别的吗？来看一下Amy Price等在其文中给出的定义：通过比较获益与风险，为医疗活动中预防、诊断、治疗和监测某一问题产生和综合证据。CER的目的是帮助患者、临床医师、支付方（医保部门）和政策制定者选择合适的诊疗措施去同时提高群体层面和个体层面的医疗卫生服务水平。

CER就是去产出针对不同人群的医疗服务报告/论文，有给患者看的，也有给大夫看的，也有给医保部门看的，等等。那么CER都有哪些研究设计形式呢？理论上CER研究设计形式是不限的，可以包括系统综述、Meta分析、横断面研究、病例-对照研究、队列研究和RCT等形式。CER的主要特点是其研究的结局是"比较效果"，并给出有实际指导价值的方案供参考，往往是大规模的临床研究。

77.2　outcome research

outcome research（OcR）中文翻译为"实效研究"，那么什么是实效研究呢？Stephanie J. Lee等在其论文中说：极端地看，所有的结果都是

outcome，如此一来所有的研究都是outcome research。这肯定不合适，那么如果区别实效研究与临床试验呢？现在比较流行的观点是看研究观察的是效果（effectiveness）还是效力（efficacy），是效果就是实效研究，是效力就是临床试验。所谓的"效果"就是指在临床实践中开展的研究，研究对象是异质性较大的群体，观察指标需要随访较长时间；而效力是指在临床试验下开展的研究，研究对象是异质性较小的群体，观察指标是近期测量指标或生物标志物等。

当结果指标都是总体存活率（OS）时，如果是在一项Ⅲ期药物临床试验中观察OS则是效力，而在一项基于社区的队列研究中则是效果。同时实效研究和临床试验均可产生影响临床决策和政策决策的结果。Stephanie J. Lee等也给实效研究下了一个相对宽泛的定义：实效研究是指在临床研究中针对健康状况、生存质量以及效果的研究，同时又不是看中效力的药物临床试验和动物实验。如此一来实效研究就自然包括了除药物临床试验和动物实验以外的所有研究形式。

77.3 real-world research

real-world research（RWR）中文为"真实世界研究"，它指该研究是在"真实世界"里开展进行的，也就是说没有在研究对象的入选和临床药物的治疗等方面进行严格的限定，它的研究环境更加贴近于临床实际，这也就使得它的研究结果能够更好地运用于临床实际。真实世界研究不仅仅包括实用性临床研究，它也包括观察性研究，如队列研究等。

David Price等指出：它的提出是相对于传统的或经典的RCT而言的，它更强调研究的外部真实性，也就是研究结果在临床实际中的外推性，这一点类似于实用性临床试验（pragmatic clinical trial），除此之外它又包括各类观察性研究，如队列研究等。

下面补充一下经典RCT和实用性RCT的区别。

在了解上述comparative effectiveness research、outcome research和real-world research的概念和特征之后，笔者个人小结一下：①这三类研究都是在特定的环境下提出的，分别有其明显的自身特点；②这三类研究之间互相包含的关系比较复杂，没有严格意义上的区分；③这三类研究包含了我们常见的多种研究设计类型，如横断面、病例-对照或队列等，另外它们的命名也都是research，其在英文意义上与study还是有区别的；④它们的提出有什么用呢？笔者觉得它们存在的价值更多的是在政策层面上的，对于推进临床研究设计类型的发展，其作用有限。以上小结仅代表个人观点。

试验设计特征	经典RCT	实用性RCT
随机化	有	有
对照组	有	有
机构/医疗保健类型	高度控制	实用性控制
	专门的机构	常规医疗保健机构
研究对象	高度筛选	实用性选择
	确诊的"纯净"研究对象	临床诊断的相对宽泛研究对象
入排标准	多	少
依从性	高（持续监督）	低（真实世界情况）
治疗	盲法或开放的	通常是开放的
比较设置	安慰剂或有效干预	有效干预
结局	效力	真实效果
安全性	通常是短期的	短期和长期

参考文献

[1] Price A, Chatterjee P, Biswas R. comparative effectiveness research collaboration and precision medicine[J]. Annals of Neurosciences, 2015, 22(3): 127-129.

[2] Lee S J, Craig C E, Weeks J C. Outcomes research in oncology: history, conceptual framework, and trendsin the literature[J]. Journal of the National Cancer Institute, 2000, 92(3): 195-204.

[3] Knottnerus J A, Tugwell P. Real world research[J]. Journal of Clinical Epidemiology, 2010, 63(10): 1051-1052.

[4] Price D, Brusselle G, Roche N, et al. Real-world research and its importance in respiratory medicine[J]. Breathe (Sheff), 2015, 11(1): 26-38.

78

一张图帮您选择常用统计假设检验方法

李 楠 赵一鸣

今天，我们只看图。一张图帮您选择常用统计假设检验方法。

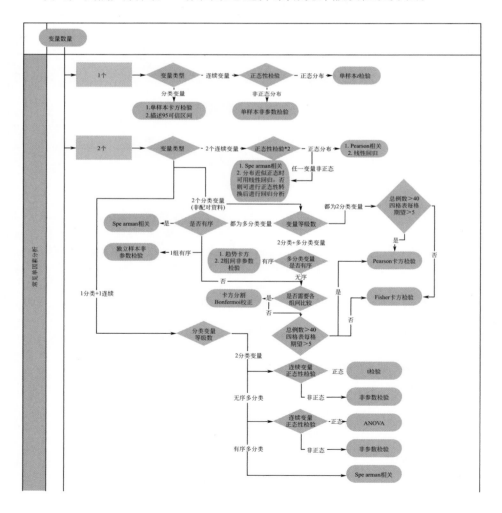

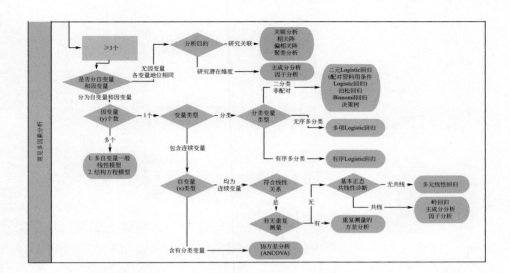

79

质性研究报告标准——SRQR

褚红玲　赵一鸣

　　高质量的研究资料要变成高质量的证据，除了研究设计、实施、质量控制外，还需要按照相应的报告标准进行学术论文的写作。说到各种研究类型的报告标准，The EQUATOR Network做了很多工作，在其网站（https://www.equator-network.org/）也列出了不同类型研究设计对应的报告标准，大家在撰写研究论文时可以参考，有助于提高论文的格调。

　　今天笔者要和大家分享的，还是与质性研究有关的。质性研究（qualitative study）的报告标准在EQUATOR的网站上面列出来两个——（SRQR）和（COREQ）. 有一部分学术期刊要求研究者在提交质性研究稿件时也同时提交（COREQ）报告清单中提及的条目在文章中的体现。因此，笔者之前在微信公众号里面也详细介绍过（COREQ）。不过，最近小编在写质性研究文章以及阅读相关文献的时候，发现里面的一些条目其实在很多研究中都没有涉及，比如在"研究者个人特征"部分需要详细介绍研究者的个人特征，但是在"研究者与研究对象的关系"这一部分中也涉及的研究者可能引起研究偏倚与研究对象的关系特征，在很多质性研究的文章中均没有提到。正当笔者对于重新审视和修改这个报告标准跃跃欲试的时候，偶然发现了EQUATOR上面还推荐了（SRQR）。

　　（COREQ）更关注定性访谈中方法学部分的详细描述，而（SRQR）普适性更强一些，条目更少（21个条目），详见下表。具体的内容大家可以参考文末的参考文献去查看更详细的解释和说明。

质性研究报告标准（SRQR）

主　题	条　目
标题和摘要	
S1 标题	简要说明研究的性质和主题，建议将研究定义为质性研究，或指出策略（例如人种学，扎根理论）或资料收集的方法（例如访谈，焦点小组）
S2 摘要	使用目标出版物的摘要格式概括研究的关键要素，通常包括背景、目的、方法、结果和结论
前言	
S3 问题界定	研究问题/现象的描述、意义；对相关理论和实证研究的综述；问题陈述
S4 目的或研究问题	研究目的、具体目标或问题
方法	
S5 质性方法的策略和研究范式	质性方法的策略（如民族志，扎根理论，案例研究，现象学，叙事研究）和理论指导（如果适用）；建议明确研究范式（如后实证主义，建构主义/解释主义）；理由b
S6 研究人员的特征和反思	可能影响研究的研究者特征，包括个人特质、资质/经验、与参与者的关系、假设和/或预设；研究者特征与研究问题、策略、方法、结果和/或通用性之间的潜在或实际的相互作用
S7 情境	背景/场所和突出的情境因素；理由b
S8 抽样策略	如何选择及为何选择该研究对象（如参与者、文件、事件）；确定停止抽样的标准（如样本饱和）；理由b
S9 伦理问题	相应的伦理审查委员会批准的文件、参与者知情同意书文件，或对文件缺少的解释；其他保密和数据安全问题
S10 资料收集的方法	收集数据的类型；数据收集过程的细节，包括数据收集和分析的起止时间、迭代过程、对资料来源/方法的三角相互验证、根据不断变化的研究结果修改步骤（如果适用）；理由b
S11 资料收集的工具、技术	描述数据收集的工具（如访谈提纲，问卷）和设备（如录音机）；在研究过程中是否/如何改变工具
S12 研究单元	纳入研究的参与者、文件或事件的数量和相关特征；参与程度（可在结果中报告）
S13 数据处理	分析前和分析过程中处理数据的方法，包括转录、数据录入、数据管理和安全、数据完整性验证、数据编码、引述的匿名/去识别化
S14 数据分析	研究者参与数据分析、确定并发展推论和主题等的过程；通常参考一个具体的范式或方法；理由b

续表

主　题	条　目
S15 提高可信度的技术	提高数据分析的可靠性和信度的技术（如，成员检查，审查追踪，三角相互验证）；理由b
结果/发现	
S16 综合与解释	主要发现（如解释，推论和主题）；可能包括理论或模型的发展，或与前期研究/理论的整合
S17 联系实证资料	证明分析结果的证据（例如引用，现场笔记，文本摘录，照片）
讨论	
S18 整合前期研究、影响、可推广性、对该领域的贡献	主要结果的简要概述；解释结果和结论如何联系，支持、详细说明或挑战前期学术的结论；讨论适用范围/可推广性；明确对某一学科或领域独特的学术贡献
S19 局限性	结果的可信度和局限性
其他	
S20 利益冲突	对研究实施和结论潜在或觉察到的影响；如何管理
S21 资金来源和其他支持	资金来源和其他支持；资助者在数据收集、解释和报告中的作用

　　笔者还发现最近定性研究开展的越来越多。虽然研究主题比较创新，但是文章总体的报告规范有待提高。此外，在审稿时，这些报告标准也是参考的重要依据。

　　所以，（SRQR）或者（COREQ）不仅可以应用于定性研究的写作阶段，还可帮助研究者在研究设计阶段考虑得更全面、在研究过程中实施得更规范、记录得更详细。另外，期刊编辑也可以提供相关的报告规范给研究者和审稿专家，提高文章质量。此外，在阅读文献时，根据相关的报告标准从文献中获取信息也可帮助研究者抓住重点、提高效率，同时可了解和评价研究的质量、可信度以及在某种情境下的推广性。

参考文献

[1]　O'Brien B C,et al.Standards for reporting qualitative research: a synthesis of recommendations[J]. Acad Med, 2014. 89(9): 1245-1251.

[2]　杨琳，杨志英，阮洪. 质性研究报告标准介绍及思考[J]. 护理学杂志, 2019. 34(14): 105-110.

80

Meta分析中的异质性评价

王晓晓　赵一鸣

我们都知道Meta分析是纳入了多项相似的研究，从而进行汇总合并。做一个高质量的Meta分析相当于开展了一个多中心的研究，在理想情况下，Meta分析纳入的各项研究均指向同一个结果，即各研究间具有同质性。尽管，我们试图通过严格的入选和排除标准，以保证纳入研究的同质性。然而，实际情况往往不尽人意。可以明确地说，纳入Meta分析的所有研究都存在异质性。当异质性较大而超出了随机误差时，Meta分析的结果就不太可靠了。我们需要通过适当的方法识别它，对其进行检验，以决定后续的处理策略。

80.1　异质性检验方法

异质性检验方法主要有图示法和统计学检验方法。比如，大家熟悉的森林图，森林图可显示单项研究的合并效应量及其置信区间，如果单项研究结果的置信区间有很少的重叠或者不重叠，则提示研究间可能存在异质性。如果第1项研究和第2、第4项研究的置信区间无重叠，提示研究间可能存在异质性。此外，我们也可借助拉贝图、Galbraith星状图、漏斗图等检验异质性。

图示法在检验异质性中具有简单、直观的优点，但是也具有很大的局限性。对于某一种图，会有许多可能的解释，而且，不同的人对同一图的解读也会有差异。图示法仅能在一定程度上提示可能存在或可能不存在异质性，无法定量估计异质性是否存在以及其大小。所以，建议大家还是选择合理的统计学检验方法进行异质性的定量分析。

统计学检验对异质性评价的方法主要有：Q值统计量、H统计量、I^2统计量等检验法。Q值统计量检验法应用较为广泛，但其受到纳入研究数量的影响。如果纳入的研究多，即使无异质性，Q检验也可能有统计学意义；如果纳入的研究少，即使存在异质性，Q检验也可能没有统计学意义。而H统计量和I^2统计量检验法，对统计量Q进行了自由度（文献数）的校正，不会随纳入研究的数量变化而变化，结果更稳定可靠。

对于H统计量检验法，$H=1$认为各研究是完全同质的，若$H > 1.5$提示研究间存在异质性；$H < 1.2$可认为各个研究是同质的；若H在1.2和1.5之间，当H的95%置信区间包含1时，在0.05的检验水准下无法确定是否存在异质性，若不包含1则可认为存在异质性。对于I^2统计量检验法，I^2为0时表示各个研究是完全同质的，若$I^2 > 50\%$提示研究间存在异质性。

80.2　异质性处理策略

我们总希望异质性检验结果是遵循原假设的，研究间是同质的。然而，在实际情况中，研究间的异质性很大，常常超出随机误差，统计学检验结果$P < 0.05$，这时候我们又当如何应对呢？

首先，我们需要回首看看之前从原始文献提取的数据，核查是否有误。其次，我们可通过一些策略降低异质性。比如，我们可试着改变效应指标，假设之前我们合并的是绝对效应指标如RD（危险差），我们就可以将其换作相对效应指标如RR（相对危险度）。因为，相对效应指标不受基线水平的影响，具有较好的一致性。此外，我们可以选择随机效应模型进行效应指标的合并汇总。随机效应模型实际上是调整了纳入研究的权重，大样本的研究给予较小的权重，小样本的研究则给予较大的权重，这样可以部分消除异质性的影响。

上述方法可在一定程度上降低异质性，但却无法探讨异质性的来源。我们可通过亚组分析和Meta回归探讨异质性的来源，我们也可进行敏感性分析，排除异常的原始研究结果后重新进行Meta分析，与未排除异常结果的Meta分析进行比较。如果，我们无法通过一些方法降低异质性，也很难探讨异质性的来源，那我们还有最后一招，就是放弃Meta分析，改为综述该领域的研究进展。